智力障碍：
定义、诊断、分类和支持系统

（原书第12版）

Intellectual Disability:
Definition, Diagnosis, Classification, and Systems of Supports
(12th Edition)

［美］罗伯特·夏洛克（Robert L. Schalock）

［美］露丝·卢卡森（Ruth Luckasson）　　　　　　著

［美］马克·塔斯（Marc J. Tassé）

彭　燕　徐添喜　　　　　　　　　　　　　　译

重庆大学出版社

Schalock, R.L., Luckasson, R., & Tassé, M.J.（2021）. Intellectual disability：Definition, diagnosis, classification, and systems of supports（12th ed.）.

© 2021 by American Association on Intellectual and Developmental Disabilities.

CHINESE SIMPLIFIED language edition published by CHONGQING UNIVERSITY PRESS，Copyright © 2022 by Chongqing University Press.

版贸核渝字（2021）第 093 号

图书在版编目（CIP）数据

智力障碍：定义、诊断、分类和支持系统：原书第
12 版／（美）罗伯特·夏洛克（Robert L. Schalock），
（美）露丝·卢卡森（Ruth Luckasson），（美）马克·塔
斯（Marc J. Tassé）著；彭燕，徐添喜译. -- 重庆：
重庆大学出版社，2022.6
（特殊儿童教育康复指导手册）
书名原文：Intellectual Disability：Definition，Diagnosis，
Classification，and Systems of Supports，12th Edition
ISBN 978-7-5689-3341-4

Ⅰ. ①智… Ⅱ. ①罗…②露…③马…④彭…⑤徐
… Ⅲ. ①小儿疾病—智力落后—诊断—研究 Ⅳ.
①R742.804

中国版本图书馆 CIP 数据核字（2022）第 098350 号

智力障碍：定义、诊断、分类和支持系统（原书第 12 版）

［美］罗伯特·夏洛克（Robert L. Schalock）
［美］露丝·卢卡森（Ruth Luckasson） 著
［美］马克·塔斯（Marc J. Tassé）
彭 燕 徐添喜 译
责任编辑：陈 曦 版式设计：张 晗
责任校对：谢 芳 责任印制：张 策
*
重庆大学出版社出版发行
出版人：饶帮华
社址：重庆市沙坪坝区大学城西路 21 号
邮编：401331
电话：（023）88617190 88617185（中小学）
传真：（023）88617186 88617166
网址：http://www.cqup.com.cn
邮箱：fxk@cqup.com.cn（营销中心）
全国新华书店经销
重庆升光电力印务有限公司印刷
*
开本：787mm×1092mm 1/16 印张：7 字数：135千
2022 年 6 月第 1 版 2022 年 6 月第 1 次印刷
ISBN 978-7-5689-3341-4 定价：49.80 元

译者序

智力障碍人群及其生活体验长期备受国际社会和学界高度关注。随着科学技术的发展和社会文明的进步,智力障碍领域各学科不断革新,研究者对智力障碍人士生活质量和支持需求的关注持续提升。智力障碍定义在过去三十年里不断演变,其"配套设施"也持续融入了一些新元素。我国智力障碍人士的康复、干预、教育、支持和服务体系也随之不断完善,致力于促进所有智力障碍者最大限度的发展。

本书第12版根据前几版手册的经验知识以及近年来智力障碍领域的进展,在对智力障碍的定义、诊断、分类和支持系统给予专业解释的同时,将"支持"纳入到其定义系统中更重要的位置。第12版手册中的"支持"更加注重利用多种资源,提高智力障碍人士的生活质量和个体内在价值,这将影响到国际社会智力障碍领域的实践。因此,全面深入地了解本手册的内容和精神内涵,有利于了解国际社会智力障碍领域研究与实践的进展和重大成果,有助于促进我国智力障碍领域教育理论和实践的进一步发展。

该手册文字精练,表达朴实,语意明晰,并与使用指南相结合,便于读者理解。由于本书是几位同仁合作翻译的产物,克服了单个译者所带来的偏狭,为读者提供了更加丰富和全面的信息。本书由四川师范大学教育科学学院的副教授彭燕、华中师范大学教育系的副教授徐添喜及其学生合作翻译,具体分工如下:

全书翻译设计及统稿:徐添喜(华中师范大学);导论和第一章:陈楠、徐添喜(华中师范大学);第二、三、四章:彭燕(四川师范大学);第五章:刘鑫梅、徐添喜(华中师范大学);第六章:高雅婷、徐添喜(华中师范大学);词汇表:徐添喜、李佳颖、陈孝荣、邓灵奇(华中师范大学);全书校译:徐添喜、张悦、廖凤鸣(华中师范大学),彭燕(四川师范大学)。

我们郑重地向本书第12版的作者 Robert L. Schalock、Ruth Luckasson 和 Marc J. Tassé 表示感谢,正是他们长期在智力障碍领域的付出与贡献,才使得本书第12版问世。也是由于他们对翻译团队的信任、支持和鼓励,对团队疑惑的耐心解答,我们才能将此书完成。我们还由衷地感谢许家成教授、方武先生和李宝珍女士,他们多年来在智力障碍领域的投入和付出,推动和引领了该领域的发展。此外,感谢重庆大学出版社的鼎力支持和本书编辑陈曦女士对本书稿的精心校改,使本书得以顺利出版。

在翻译过程中，为求还原作者表达的真实意图，译者会阅读彼此译文并进行商讨和校订。由于译者皆非技术的行家，技巧上存在些许欠缺，虽多次讨论、调整和修改，仍有不尽如人意之处。在本书的翻译中涉及的单位名称及学界通行的专业术语基本按照现行学术界的翻译，如若译文中有任何不当之处，恳请各位同仁多予批评指正。

译 者

2022 年 2 月

中文版序

1999 年 11 月在重庆考察时有一个细节让我记忆犹新——在重庆一所乡村学校里,本书第 9 版是教师们为学生制订个别化教育和支持计划的重要框架和参照。

本书第 9 版(Luckasson et al., 1992)将支持模式引入智力障碍领域,阐释了如何从不同视角看待智力障碍学生及成人。与聚焦于个体的障碍不同,支持模式强调个体在适应性技能领域的优势和限制、制订个体所需支持的计划,并关注能促进个体独立、有价值地参与和融入社区所需最优环境的建设。

在随后与中国同仁的交流中,我们共同建立了基于生活质量的支持模式。正是由于这一模式的建立,我们目睹了社会大众对智力障碍学生及成人在态度与方法方面的重大转变,目睹了公共政策和社会实践等方面的积极变化。这些转变基于引入于第 9 版并在本书第 10、11 版中深入阐释的两大基本支柱:①智力障碍是一种功能状态,它的特征是适应性行为和智力功能显著受限;②通常在持续性个性化支持下,智力障碍人士的生活功能会得到改善。

本书第 12 版不仅包含了这两个基本支柱,并以第 11 版出版以来发布的有关智力障碍的重要信息和知识为基础,整合了当前影响智力与发展性障碍领域的共享公民范式的主要特征。这种有影响力的范式强调:①自我决策、融合、公平、赋权和社会参与;②智力障碍的社会生态性以及所处情境因素对个体功能和个人福祉的影响;③对障碍采取功能性和整体性的方法;④个性化支持在增强个体功能和个人成果方面发挥的重要作用;⑤注重以人为本的支持计划制订和结果导向的残障政策和社会实践;⑥职业责任和临床判断在诊断、分类和支持计划制订中发挥的关键作用。读者将在本书第 12 版各个章节中找到这些特征中的一个或多个示例。

自 1999 年 11 月我和 Sue 走进那所乡村学校的那一天开始,我们走过了漫长的道路,这期间发生的所有令人喜闻乐见的变化都是协作和团队协力同心的结果。在此我要郑重地向方武先生和许家成教授表示诚挚的谢意,作为该领域的引领者、组织者和推动者,他们在智力障碍领域的投入和付出,使得生活质量支持模式成为该领域的重要推动力。当然还要衷心感谢协作团队中不可或缺的成员,即为本书第 9 至 12 版的概念架构和撰写做出贡献的国际同仁。正是因为这些同仁的远见卓识、洞察力、创造力、奉献精神和辛勤工作,智力障碍领域才会发生如此大的转变,才有了对智力障碍、最佳实践、生活质量支持模式和共享公民范式等的深入理解。同时,还要感谢华中师范大学徐添喜博士及其学生和四川师范大学彭燕博士,他们认真研读、悉心翻译了该手册，使得本书第 12 版中文版得以出版。在此，再次向以上同仁致以诚挚的谢意。

　　在那些令人难忘的岁月里，我有幸经历了世界各地关于智力障碍相关政策和社会实践中发生的动态变化，我欣喜地发现本领域在过去三十年发生的重大改变都基于本书第 9 至 12 版提及的基本原则。这些原则涉及：培养和发展所有个体的潜能；临床医生、教育工作者、一线护理人员和其他支持提供者需要尊重残疾人的人权和其他合法权利，并在诊断、分类和支持计划制订的过程中使用循证实践的方法；确保与残疾相关的政策和社会实践以人为本、以支持为基础、以结果为导向。我们自己或智力障碍领域也应秉持同样的原则。

罗伯特·夏洛克 博士

2022 年 1 月

序　言

自 1876 年成立以来,美国智力与发展性障碍协会(AAIDD)一直引领着智力障碍的概念解析、界定和结构分类的发展。在其术语和分类手册中,AAIDD 对当下的智力障碍概念结构进行了阐释,推广了用于界定、诊断和分类智力障碍操作指南的应用,以此完成了自身的使命。依据这一使命,第 12 版智力障碍:定义、诊断、分类和支持系统(以下简称"AAIDD 手册")的目标是:

- 整合第 11 版以及 2010 年以来智力障碍领域所取得的进展和重大成果;
- 开发一本人性化的手册,将智力障碍领域的理论与实践进行了全面、有机的整合;
- 根据相关概念模型、明确的原则与目的,以及循证实践,描绘一种诊断、亚组分类以及为智力障碍人士制订支持计划的系统方法;
- 将当前的经验知识和最佳实践举措结合,形成有关智力障碍支持的综合方法;
- 提供界定最佳实践举措,增进对智力障碍理解,促进精准、有益、高效决策的实践指南。

本书第 12 版是在前三版的基础上完成的。第 9 版(Luckasson et al.,1992)、第 10 版(Luckasson et al.,2002)和第 11 版(Shalock et al.,2010)侧重于建构智障的命名、定义、诊断、分类,以及为智障人士提供支持的系统方法。本序言中总结了关于这一系统方法演变的重要细节。

命名和定义

"智力障碍"(intellectual disability)一词最早出现在第 11 版 AAIDD 手册中。经过 AAIDD 和美国障碍者协会(The Arc)的长期研究以及来自多个地区的意见和反馈,这个术语由"智力落后"(Mental Retardation)变更为"智力障碍"。Schalock 等人(2007)和 Wehmeyer 等人(2008)分别解释了这一变化产生的原因与影响。随着时间的推移,尽管这个词由"智力缺陷"变为"智力落后"(MR)再变成"智力障碍",但智力障碍的三个基本要素,即智力功能、适应性行为,以及发病年龄在过去的 60 年里并无明显变化。除了对发病年龄的界定有所变化,相较于前三个版本,第 12 版 AAIDD 手册中关于智力障碍的定义并无重大改变。有兴趣的读者可以在本手册的表 2.1 中,以及 Schalock

与 Borthwick-Duffy 等人（2010）、Tassé 及其同事（2016）的文献中找到 1959 年以来智力障碍的早期定义。在本书第 3 章中将会讨论发病年龄标准变化的缘由。

诊　断

尽管随着时间的推移，智力障碍诊断的三个标准（智力功能和适应性行为显著受限以及发病年龄）一直保持不变，但在第 9~11 版中诊断过程的精确度有所提高。精确度的提高需要单独使用标准化的评估工具（在第 9 版中初次介绍）。标准化评估工具的使用可以提高诊断的精确度（在第 9 版中初次介绍）。由于操作性定义会受到明显限制，智商（IQ）分数或适应性行为的分数一般是低于总体均值的两个标准差（第 10 版中有相关介绍），同时需要根据标准差的范围来确定置信区间，即个人真实得分所在的统计区间或范围（参照第 9 版和第 10 版的智力功能部分；第 11 版的智力功能和适应性行为部分）。精确度的提高需要以教育学和心理学测试的标准为依据（Tassé et al.，2012）。

分　类

本书第 9 版首次引入了一种亚组分类的多维方法。随着领域内的研究转向残疾的社会生态学模式以及支持范式的进入，第 9 版中分类部分也是以支持需求程度为基础的。基于智力功能和适应性技能以及心理/情绪、身体/健康/病因和环境等方面的考虑，第 9 版使用支持需求的四个层级（间歇性、有限性、广泛性和全面性）来表示支持需求的强度。由于早期缺乏标准化的数据来建立心理测量学的合理分类等级，所以在后续的版本中没有再出现这些层级（尽管关于"根据支持需求等级进行分类"的讨论确实出现过）。如在本手册第 4 章以及在第 9 版的前面部分所提及的，目前标准化支持需求强度分数的可得性，使采用基于数据的方法对智力障碍进行分类成为可能。

支持计划的制订

本书第 9 版将支持范式引入智力障碍领域。本书及其配套工作手册提供了一个便于将支持需求评估与具体支持策略相结合的框架与方法。这两份资料还使临床医生和支持提供者意识到认清个体在适应性技能领域的优势和限制、确定个体所需支持，以及促进个体独立、增加产出和推进社区融合等方面的重要性。

本书的后续版本引入了支持供给模式、支持评估模式（第 10 版）以及评估、规划、监测和衡量个体支持的流程，社区健康支持模型以及智商得分较高的智障人士的支持需求清单（第 11 版）。第 12 版的手册将这些领域进一步完善，并将其与支持需求的标准化评估、评估支持需求信息的多重用途、支持系统和支持评估的参数联系起来。

由于第 11 版提出的系统方法在专业文献和法律决策中被反复引用，第 12 版的重点是将第 11 版与 2010 年后该领域的发展相结合，并提出一种综合方法。这种综合方法起源于第 9 版中首次引入的两个基本支柱理念：第一个支柱理念指智力障碍是一种功能状态，其特征是个体功能的显著限制，并受到环境因素的影响；第二个支柱理念指通过持续的个性化支持，智力障碍人士的生活功能一般会得到改善。在这两个支柱理念的基础上，本书第 12 版还整合了目前影响智力障碍领域的范式转变，这些转变具体体现在：

- 能力、人权和法律权利视角；
- 智力障碍的多维性和社会生态性；
- 针对个体功能受限所采用的综合方法；
- 个性化支持在增强个体功能和个人成就方面发挥的重要作用；
- 职业责任感和临床判断在诊断、分类和制订支持计划中的关键作用；
- 关注以结果为导向的残障相关政策和实践。

为了最大程度地扩大手册在该领域中的影响，我们在各章节中插入了简易表格，表格中包含了各个主题相关的概念和流程，以便读者查看。在这方面，我们将手册与使用指南相结合。例如，读者可以在第 2 章中找到所有与智力障碍定义及其应用的假设有关的信息；第 3 章包含了所有关于智力障碍诊断的相关信息；第 4 章提供了诊断后可选的亚组分类系统方法所涉及的原理和步骤；第 5 章描述了支持系统的要素及其相关标准；第 6 章描述了智力障碍支持综合方法的组成部分。在每一章的总结部分，我们提供了该章实践指南的重点，它们是基于当前研究、专家意见和同行评议的，并且由 32 位国际专家组成的同行评审小组（即本书第 12 版的顾问委员会）进行评论、编辑和验证所形成的。实践指南致力于推进智力障碍人士相关的定义、诊断、分类和支持计划制订方面的最佳实践，提供残障政策制订、实施和评估的综合方法，总结智力障碍相关研究的框架，将智力障碍领域的基本理念与政策相联系，并提高智力障碍人士的功能和生活福祉。

作者对过去 30 年里在智力障碍领域里付出时间和贡献智慧的同事们表达诚挚的谢意，他们在智力障碍人士及与发展性障碍者紧密相关群体的定义、诊断、分类、支持计划的制订等方面起到了引领作用。在此特别感谢曾在第 9 版（Luckasson et al.，1992）、第 10 版（Luckasson et al.，2002）和第 11 版（Shalock，Borthwick-Duffy et al.，2010）手册编制过程中在术语和分类委员会任职的各位同仁。同时还要感谢为本书第 12 版提供宝贵意见的咨询委员会成员和俄亥俄州立大学康复和研究培训中心的残障体验专家小组的成员，他们对智力障碍的定义、个体功能的模型、支持服务及其生活体验都提供了很好建议。

罗伯特·夏洛克、露丝·卢卡森、马克·塔斯

2021 年

目　录

术语表

参考文献

1
第 12 版概述

本章的主要内容：
- 本书的目标
- 本书的内容概述
- 本书中的人性化资源
- 个体功能的多维模型
- 关于本书价值的讨论

手册目标

　　1921 年至今，AAIDD 已经出版了多版术语和分类手册。在过去的 100 年中，手册的目标保持一致：履行 AAIDD 长期以来在该领域的责任，成为智力障碍相关研究和最佳实践的主要资料库；以相关研究和长期稳定的过往定义为基础，为智力障碍领域提供科学定义；对智力障碍和智力障碍人士及其家庭生活保持特别关注；基于诊断、分类和支持计划的制订，呈现相关的专业标准、道德规范和最佳实践。第 12 版 AAIDD 手册的目标和之前版本中的目标相一致：

- 整合第 11 版以及 2010 年以来智力障碍领域所取得的进展和重大成果；
- 开发一本人性化的手册，将智力障碍领域的理论与实践进行全面、有机的整合；
- 根据相关概念模型、明确的原则与目的，以及循证实践，描绘一种诊断、亚组分类以及为智力障碍人士制订支持计划的系统方法；
- 将当前的经验知识和最佳实践举措结合，形成有关智力障碍支持的综合方法；
- 提供界定最佳实践举措，增进对智力障碍理解，促进精准、有益、高效决策的实践指南。

手册内容

第 12 版 AAIDD 手册的内容包含了智力障碍领域正在发生的变化，其特点是：对个体功能，特别是个体功能的限制（即残疾）采取的综合方法；关注残疾人的人权和法律权利；根据主要生活活动领域的重大功能限制来确定服务和支持的资格；强调在融合社区环境中提供个性化支持。这一转变也反映①智力障碍的多重视角有助于更全面地了解智力障碍的成因、主要风险因素以及相关的干预和支持；②更深入地理解环境在个体功能发展中发挥的作用；③将个体目标、系统化的支持需求和结果价值性相结合；④使用与智力障碍相关的结构的明确界定和精确术语；⑤在智力障碍诊断中运用循证实践，对智障人士进行诊断后的可选分类，以及评估支持需求、开展系统性支持；⑥呈现指导临床判断的标准。

由于这种转变，第 12 版 AAIDD 手册既包含了对以往概念和术语的修改，也增加了新的术语和概念。这些修改和补充体现在智力障碍的定义、基于证据的诊断方法和诊断后可选的亚组分类、支持系统的可操作化以及智力障碍综合方法等方面。本章的后半部分将对本手册其他章节和内容进行概述。

> **智力障碍的定义（第 2 章）**

智力障碍的特点是在智力功能和适应性行为方面都有很大的局限性，表现在概念、社会和实践的适应性技能方面。这种障碍起源于发育期，在操作上定义为个人年满 22 岁之前。

> **智力障碍的诊断（第 3 章）**

智力障碍的诊断需要个体在智力功能和适应性行为（包括概念性、社交性、实践性技能）两方面都显著受限，适应性行为受限表现在概念性、社会性和实践性技能等方面，并始于发育期。诊断智力障碍的主要目的是：准确捕捉和呈现个体身上存在智力障碍的要素；建立获得福利、支持和服务的资格标准；监测健康状况、发病率和流行率；研究智力障碍的重要特性及智障群体的生活。

> **智力障碍的分类（第 4 章）**

智力障碍的分类是诊断后可选的组织方案。分类基于明确的框架和系统的过程，并且根据既定目的细分智力障碍人群。子组分类的三个主要目的是描述支持需求的强度,概念性、社会性和实践性技能的限制程度或智力功能的限制程度。

> ### 支持系统(第 5 章)

支持系统是促进个体发展、提升个体获得感、改善个体机能和提升个体生活福祉的资源和策略。有效支持系统的特征为:①人本性、全面性、协调性并且以结果为导向;②以价值观、便利条件和支持关系为基础;③包括自主选择权、融合环境、通用支持和个别化支持;④整合协调个体目标、支持需求和结果价值性。

> ### 智力障碍领域的综合方法(第 6 章)

智力障碍支持的综合方法是将已有知识和最佳实践相结合,形成一个整体的、统一的、系统的方法,以便对智力障碍人士进行定义、诊断、分类和支持计划的制订。智力障碍领域支持的综合方法的组成部分和贡献包括:整体框架、精确术语、循证实践、临床判断标准、对个体功能的进一步了解,以及对结果价值的共同愿景。

人性化资源

> ### 实践指南

32 位在顾问委员会负责编制第 12 版 AAIDD 手册的国际专家组成同行评审小组,评审、编辑和确认每章末的实践指南。这些实践指南以当前研究、专家意见和同行评议为基础。实践指南的目的是:①促进开展有关智力障碍的定义、诊断、分类和支持计划制订的最佳实践;②为残障政策的制订、实施和评估提供一个综合方法;③为智力障碍的相关研究提供一个整体框架;④将智力障碍领域的基本理念与有益政策相结合;⑤提高智力障碍个体的功能和福祉。

> ### 临床判断的指南和标准

第 3 到 6 章分别讨论了临床判断在智力障碍诊断中的作用、智力障碍人士在诊断后可选的亚组分类、智障群体支持计划的制订、针对智障人士实施的综合方法。临床判断是职业责任的一个重要组成部分,它还包括了解本专业当前的循证实践,保持专业标准和遵守职业道德规范。在整个手册中,"临床判断"一词指的是临床医生提高决策和建议的质量、精确性、有效性的过程、策略和标准。临床判断被定义为一种特殊的判断，它基于对个体的尊重，通过临床医生的培训和经验、基于对人及其环境的特定知识、对大量数据的分析以及批判性思维能力的使用产生（Luckasson & Schalock，2015；Schalock & Luckasson，2014）。

> 术语表

术语表在手册的末尾，为文中使用的主要术语和概念提供了最新界定。该术语表为临床医生、研究人员、教师、决策者、服务/支持提供者和智障群体及其家人之间的沟通提供了通用语言。

个体功能的多维模型

第 12 版 AAIDD 手册采用了个体功能的多维模型，以整合个体功能维度、支持系统和个体功能结果。在第 9 版 AAIDD 手册中首次提出个体功能的多维性以及智力障碍的功能方法（Luckasson et al.，1992），并在之后的版本中进一步完善。在第 9 版中，个体功能被认为是智力障碍定义的一部分，并成为诊断、分类和支持计划制订三步骤的框架。第 9 版中提出的三角功能模型（Luckasson et al.，1992）反映了当时对致残过程的思考（Institute of Medicine，1991），即能力、环境和支持之间的相互作用的结果。第 9 版手册中使用了个体功能的四个维度，以拓展智力障碍的概念，避免过度依赖智商分数确定残疾等级，并将个体的需求与适当的支持水平联系起来。这四个体类功能维度是：智力功能和适应行为技能；心理或情绪；身体或健康或病理；情境。

第 10 版 AAIDD 手册引入了智力障碍的理论模型（Luckasson et al.，2002），描述了个体功能、支持和五个个体功能维度之间的关系。这五个方面是：智力；适应性行为（概念、社会、实践）；参与、互动和社会角色；健康（身体健康、心理健康、病因）；以及背景（环境、文化）。在第 10 版 AAIDD 手册中对个体功能的维度重新划分，以使其与国际功能、残疾和健康分类（ICF）模型相一致（WHO，2001）。个体功能维度、支持和个体功能之间的关系被看作一个过程，即个体功能维度决定支持程度，支持程度又影响个体功能，而个体功能又反作用于所需的支持。

第 11 版 AAIDD 手册（Schalock et al.，2010）在第 9 版和第 10 版手册的基础上，提出了个体功能的概念框架。具体来说，第 11 版的概念模型（Schalock et al.，2010）包含了五个个体功能维度（智力、适应性能力、身心健康、社区参与和背景）、支持和人类功能。与第 10 版 AAIDD 手册一致,人类功能的概念模型被看作一个过程,人类功能维度决定所需支持,支持影响个体功能,而功能又反作用于所需的支持。

第 12 版 AAIDD 手册从智力障碍功能方法的角度来看待个体功能。个体功能的系统视角包括个体功能维度、支持的互动系统和个体功能结果(Luckasson & Schalock,2013)。本手册中使用的个体功能多维模型如图 1.1 所示,在第 5 章和第 6 章中对相关内容也有深入探讨。

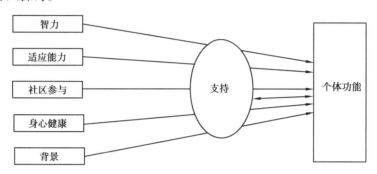

图 1.1　关于个体功能维度、支持系统和个体功能结果的综合模型

手册的价值

第 12 版 AAIDD 手册描述了过去二十年来在该领域取得的重大进展,具体包括从多个角度对智力障碍进行深入理解;对智力功能和适应性行为的标准化测量;对残疾人人权和法律权利的强调,包括自我维权和个体赋权;对残疾的能力方法和支持范式的应用;基于社区的替代方案和融合环境的建立;以及对于循证实践和结果评估的强调。

第 12 版 AAIDD 手册是根据阅读者和使用者的不同兴趣和需求编写的。因此,我们尽力编写了一本人性化手册,将智力障碍领域的理论和实践进行有机整合。此外,作者认识到知识具有累积性,并且需要循证实践和利益相关者之间进行积极沟通。第 12 版咨询委员会成员、俄亥俄州立大学智力障碍康复和研究培训中心残疾体验专家组成员对本次商讨以及手册编写做出了重大贡献。

随着对智力障碍领域理解的不断深入,该领域将持续发展,第 12 版为其发展提供了坚实的基础,并为智障人士创造他们想要的未来提供了更多机会。

2

智力障碍的定义

本章的主要内容：

- 智力障碍的操作性定义
- 智力障碍定义的假设
- 智力障碍定义的目的
- 美国智力与发展性障碍协会与美国心理学会所确定的有关智力障碍的过往定义
- 美国智力与发展障碍协会、美国心理学会以及世界卫生组织对智力障碍定义的梳理
- 时代变迁中智力障碍定义的变与不变
- 界定智力障碍以及应用该定义的实践指南

智力障碍是一种以智力功能和适应性行为都存在显著限制为特征的障碍。其中适应性行为的限制表现在概念性、社会性和实践性技能等方面；该障碍发生在发育期，其操作性定义是个体年满 22 岁以前。

智力障碍的定义

定义是为了精确地解释一个术语、厘清该术语的含义和边界。术语界定的方式对相关领域的服务有重要影响。定义可明确哪些人有资格接受何种服务、是否需要承担某些责任（例如，非自愿的任务）、能否被豁免（例如，死刑）、能否公平参与（例如避免歧视和获得公平的机会），以及能否享有某项福利（例如，一些社会保障福利或其他财政福利）等。

智力障碍的权威定义是由美国智力与发展性障碍协会（AAIDD）提出的。除了对发病年龄的界定有所不同外，AAIDD 第 12 版与第 11 版手册对智力障碍的定义并无差异。第 11 版所提出的发病年龄标准是"18 岁以前"（Schalock，Borthwick Duffy et al，2010，p.1），而第 12 版将之界定为："发病于发育期，其操作性定义是个体年满 22 岁之

前"。读者可以参看本手册第 3 章"发病年龄"这一部分关于该术语变化的解释和说明。

关于定义应用的假设

假设阐明了智力障碍定义的提出背景及其应用方式,是定义重要的组成部分。因此,假设应该和智力障碍的定义一并呈现,以下五个假设对该定义的应用至关重要。

(1)在界定个体现有功能的限制时必须参照其同龄伙伴在相应社区环境中的典型表现及其文化背景。

(2)有效的评估需要考虑文化和语言因素,以及个体在沟通、感知觉、运动和行为等方面的差异。

(3)在个体内部,限制通常与优势并存。

(4)阐述限制的主要目的是确定个体所需的支持。

(5)通过一段持续的、适宜的个别化支持,智力障碍人士的生活功能通常会得到改善。

以上五个假设反映了智力障碍诊断(包括智力功能和适应性行为的显著限制以及在发育期发病年龄)和智力障碍表征的差别,包含了个体功能维度、适应性行为以及在个体功能结果等多方的交互作用。本手册第 1 章中的个体功能整合模式具体描绘了这种交互作用,读者可回顾图 1.1 做进一步了解。

定义的一致性

虽然智力障碍的术语和命名已随着时间而变化,但智力功能受限、适应性行为限制和发病年龄这三个要素在过去的 60 年里并没有发生明显变化(Schalock et al,2010;Tassé et al,2016)。表 2.1 展示了 AAIDD 有关智力障碍过往定义的一致性。

表 2.1　AAIDD 对智力障碍的过往定义

年份（引用自）	定义
1959（Heber）	智力落后是指智力功能低于平均水平，始于发育期，并和以下一种或多种损伤有关：（1）成熟；（2）学习；（3）社会调适（p.3）。
1961（Heber）	智力落后是指智力功能低于平均水平，始于发育期，并和适应性行为的损伤有关。
1973（Grossman）	智力落后是指智力功能显著低于平均水平并同时伴有适应性行为的障碍，始于发育期（p.1）。
1983（Grossman）	同 1973 的定义（p.1）。
1992（Luckasson et al.）	智力落后是指个体现有的功能显著受限，其特征表现在智力功能显著低于平均水平，并同时存在以下两个或更多应用技能领域方面的限制：沟通、自我照顾、家庭生活、社区使用、自我导向、健康和安全、功能性学业、休闲和工作；智力落后发生在 18 岁以前（p.1）。
2002（Luckasson et al.）	智力落后是一种以智力功能和适应性行为都存在显著限制为特征的障碍。适应性行为的限制表现在概念性、社会性和实践性技能等方面；障碍发生在 18 岁以前（p.1）。
2010（Schalock, et al.）	智力障碍是一种以智力功能和适应性行为都存在显著限制为特征的障碍。 其中适应性行为的限制表现在概念性、社会性和实践性技能等方面；障碍发生在 18 岁以前（p.1）。
2021（Schalock et al.）	智力障碍是一种以智力功能和适应性行为都存在显著限制为特征的障碍。 其中适应性行为的限制表现在概念性、社会性和实践性技能等方面；该障碍始于发育期，其操作性定义是个体年满 22 岁以前（p.1）。

美国智力与发展障碍协会、美国心理学会以及世界卫生组织对智力障碍定义的一致性

> AAIDD 和 APA 对智力障碍的定义

第 12 版手册中,AAIDD 将智力障碍定义为"智力障碍是一种以智力功能和适应行为都存在显著限制为特征的障碍,其中适应性行为的限制表现在概念性、社会性和实践性技能等方面;该障碍发生在发育期,其操作性定义是个体年满 22 岁以前"。相似的是,美国心理学会(APA)在 2013 年所发布的第五版《精神病诊断与统计手册》(DSM-5)中将智力障碍定义为"一种发育于发育期的障碍,同时在智力和适应性行为方面具有缺陷,适应性行为的缺陷表现在概念性、社会性以及实践性方面"。(American Psychiatric Association［APA］,2013,p.33)。

通过对《精神病诊断与统计手册》的修订,APA 广泛吸收了 AAIDD 的智力障碍定义和诊断标准,同时做了一些微调。表 2.2 中展示了定义间的一致性。

表 2.2　APA 对智力障碍的过往定义

年代(引用自)	定义
1952(DSM)	"这里对这些案例进行分类:个体自出生就有智力缺陷,这种缺陷不是由个体的脑部疾病或已知的产前原因所引起的。这个类别只包括先前被称为家族的或先天智力缺陷的人群。智力缺陷的程度将被细分为轻度、中度或重度,诊断中将包括个案的智商测评及当前智商分数等级。通常,轻度指的是功能性(职业性)损伤,智商在 70~80;中度意味着需要特别训练和指导的功能性损伤,智商在 50~70;重度通常指的是需要监护人监护或完全的保护性照料的功能性损伤,智商通常低于 50"(p.23-24)。
1968(DSM-I)	智力落后始于发育期,指的是智力功能低于一般水平,同时与学习或社会调适、社会成熟的某一个或者两个方面的缺陷或损伤相关联(p.14)。

续表

年代（引用自）	定义
1980（DSM-Ⅲ）	智力异常的本质特征是：①智力功能显著低于一般水平；②由适应性行为的缺陷或损伤所导致或与其相关联；③始于 18 岁之前。无论是否同时存在精神或身体上的某种障碍，只要满足以上三个条件，就可以被诊断为智力或心理异常（p.28）。
1987（DSM-Ⅲ-R）	智力异常的本质特征是：①智力功能显著低于一般水平，同时伴随；②适应性功能的显著缺陷或损伤；③始于 18 岁之前。无论是否同时存在精神或身体上的障碍，只要满足以上三个条件，就可以被诊断为智力或心理异常（p.28）。
1994（DSM-Ⅳ）	智力落后的本质特征是智力功能显著低于一般水平（标准A），同时伴随以下至少两项适应性功能的显著受限：沟通、自我照料、家庭生活、社会交往或互动技巧、社区资源使用、自我指导、功能性学业技能、工作、休闲、健康与安全（标准 B），始于 18 岁之前（p.39）。
2000（DSM-Ⅳ-TR）	智力落后的本质特征是智力功能显著低于一般水平（标准A）；同时伴随以下至少两项适应性功能的显著受限：沟通、自我照料、家庭生活、社会/人际交往技巧、社区资源使用、自我指导、功能性学业技能、工作、休闲、健康与安全（标准 B）；始于 18 岁之前（标准 C）。智力落后有不同的病因，并可能被视为是由影响中枢神经系统功能的多种病理性过程共同作用的最终结果（p.37）。
2013（DSM-5）	智力障碍（智力发展异常）始于发育期，包括智力和适应性功能两方面的缺陷，表现在概念性、社会性和实践性领域。智力障碍必须符合以下三项标准： （1）经过临床评估和个体化、标准化的智力测评所确认的智力功能缺陷，如推理、问题解决、计划、抽象思维、判断、学业学习和从经验中学习等。

续表

年代(引用自)	定义
2013(DSM-5)	(2)由于适应性功能的缺陷导致未能达到个体独立性、社会责任的发展水平和社会文化标准。在没有持续支持的情况下,适应性缺陷会导致一个或多个日常生活活动的功能受限,如交流、社会参与和独立生活,并且贯穿在多个环境中(具有跨情境性),如家庭、学校、工作和社区。 (3)智力和适应性缺陷在发育期发生(p.33)。

> ### 美国智力和发展性障碍协会与世界卫生组织对智力障碍的定义

世界卫生组织(WHO)在其《国际疾病分类(第11版)》(ICD-11;2018)中对智力发展障碍的定义是:智力发展障碍始于发育期,是由多种病因引起的一类障碍。其特征为智力功能和适应性行为两方面显著低于一般水平。基于适宜的常模和个别实施的标准测验,其智力水平至少明显低于同龄人智力平均水平两个标准差(大约低于2.3个百分位)。当无法使用适宜的常模和个别化的标准测验时,智力发展障碍的诊断需要更多依赖临床判断,临床判断是基于使用可比行为指标的适宜评估。

WHO在ICD-11中对智力发展障碍的定义提及了"始于发育期"以及"其特征表现为智力功能和适应性行为两方面显著低于一般水平",这体现了AAIDD和WHO对智力障碍定义的共通之处。"智力障碍"和"智力发展障碍"术语的差异反映了国际疾病分类第11版(ICD-11)的目的在于提供疾病的国际化分类,以及其病因学清单和收集健康数据的框架。正如第6章将要讨论的,AAIDD手册第12版使用了多重视角的方法讨论了智力障碍的生物医学、心理教育、社会文化以及公平正义等方面的风险因素。

智力障碍定义的变与不变

参考本章中表2.1和表2.2关于智力障碍的过往定义,我们可以发现,60多年来这些定义的措辞已发生了一些变化,而不变的是对智力功能和适应性行为两个方面的显著性缺陷以及发病年龄始于发育期的强调。这些定义及其应用中变化的部分是:

①不断演变的术语；②越来越多地认识到在智力障碍的诊断中，要赋予适应性行为和智力功能同等权重；③对适应性行为因素结构的理解（如概念性、社会性和实践性技能）；④通过使用置信区间建立个体真实得分的范围。这些变化反映了对智力功能和适应性行为有了更好的理解、对其测量的改进以及对测量误差、分数解释和临床判断作用的进一步认识。

实践指南

表 2.3 呈现了与智力障碍定义和应用相关的六个实践指南。

表 2.3　定义智力障碍和应用该定义的实践指南

1. 智力障碍的定义精确地解释了该术语，并且确立了智力障碍的边界及诊断标准。

2. 智力障碍需要在智力功能和适应性行为两个方面同时表现出显著限制，该障碍始于发育期，其操作性定义是个体年满 22 岁以前。

3. 智力障碍的概念被用于表达障碍的类型，形成关于风险因素的最初假设，指明通用的支持标准，并确定接受特别服务、支持和法律保护的资格。

4. 智力障碍的定义及其假设反映了一种个体功能的多维模式，包含了个体功能维度、支持系统和个体功能结果之间的动态交互作用。

5. 术语"智力障碍"应被当作：①一种特定的诊断来使用，或者用来表明某个个体同时在智力功能和适应性行为两个方面具有显著限制，其中适应性行为的限制表现在概念性、社会性和实践性技能等方面，始于发育期；②一个有边界的研究领域，包含但不局限于政策的制订、服务/支持的提供及其他研究。

6. 所有智力障碍定义的应用都应该反映出过往定义和当前定义间的一致性，即智力障碍个体同时在智力功能和适应性行为两个方面具有显著限制并始于发育期。

3

智力障碍的诊断

本章的主要内容：

- 使用三个客观标准的诊断过程
- 目前对智力功能结构、适应性行为以及发病年龄标准的理解
- 智力功能显著受限的例子
- 适应性行为显著受限的例子
- 在智力障碍的诊断中联合考虑智力功能和适应性行为，并给予它们同等权重
- 对智力障碍进行回顾性诊断的策略
- 职业责任和临床判断在智力障碍诊断中的作用
- 实践指南是为了：①对智力功能和适应性行为进行评估；②对智力障碍进行诊断

　　智力障碍的诊断需要满足以下几个要求：在智力功能和适应性行为两个方面同时存在显著限制，适应性行为的限制表现在概念性、社会性和实践性技能方面；且始于发育期。智力障碍诊断的主要目的包括：准确地捕捉和表达个体智力障碍的存在；确定个体获得相关福利、支持和服务的资格；监测健康状况、追踪发病率与流行率；以及研究智力障碍在人们生活中的重要内容。

概述

　　智力障碍的诊断对个体及其家庭来说尤为重要。因为诊断不仅能够确认个体目前存在的障碍，而且能够确定个体具有（或不具有）获得相关服务、支持、福利和法律保护的资格。因此，诊断流程不能随意进行或者不考虑本章结尾表 3.5 至表 3.7 中的实践指南部分。表 3.5 至表 3.7 的实践指南是基于本章以下内容所提出的：①目前对智力功能及适应性行为结构和发病年龄的理解；②在智力障碍诊断中智力功能和适应性

行为的关系；③对适应性行为和智力功能分数的解释；④智力障碍诊断中的职业责任；⑤临床判断在智力障碍诊断中的作用。

目前对智力功能及适应性行为的结构和发病年龄的理解

> ## 智力功能的结构

智力功能这个术语包含了：①智力定义的共性特征，例如推理、计划、问题解决、抽象思维、理解复杂概念、快速学习以及从经验中学习（如：Gottfredson，1997）；②目前标准化测验所评估的能力；③对智力功能会受到人类其他功能以及支持系统影响的共识（见图1.1）。因此，智力功能是一个比智力或智力能力更宽泛但又比个体功能更狭义的术语。

智力功能的受限通常会导致思考和学习、推理和计划以及从经验中学习的困难。表3.1呈现了一些智力功能显著受限的例子。

表 3.1　智力功能的显著受限举例

功能领域	显著受限举例
思考和学习	• 问题解决、抽象思考、理解复杂概念、快速学习以及从经验中学习的困难
推理和计划	• 计划和实施的困难 • 人际能力和决策能力的减弱 • 社交问题解决和弹性思维的困难
从经验中学习	• 从先前经验和情境中进行归纳学习的困难 • 脆弱性和受害风险的增加 • 否定和贬低他们能力的趋势 • 渴望取悦权威人物 • 潜在的天真、轻信和/或易被教唆

> ## 卡特尔-霍恩-卡罗尔(CHC)智力模型简介

本手册所使用的智力评估方法整合了目前最全面且得到智力理论实践经验支持的一种理论——卡特尔-霍恩-卡罗尔(CHC)的智力理论。此模型整合了两种经典智力理论,即卡特尔和霍恩的流体智力和晶体智力理论(Horn & Cattell,1966),以及卡罗尔的三层次智力理论(Carroll,1993)。晶体智力(Gc)是指已储存的知识和信息,流体智力(Gf)是指推理和解决问题的能力。卡罗尔的三层次智力理论假设一般智力(g)在包含了广泛的二阶阶层能力的金字塔结构的顶端。

虽然当前的智力评估测试整合了晶体智力和流体智力,但这些测试在各部分的具体施测方面存在差异(Kranzler & Floyd,2013)。表3.2对这些差异进行了归纳整理,同时还为我们展示了晶体智力和流体智力概念是如何与智力的定义特征相关联的。

> ## 关于卡特尔-霍恩-卡罗尔(CHC)智力模型

对于临床医生来说,理解卡特尔-霍恩-卡罗尔(CHC)智力模型至少有三方面的理由:第一,有助于了解流体智力和晶体智力与常用智力定义的要素之间的关系,当前智力测验分量表分数与晶体智力、流体智力间的一致性(Gottfredson,1997;Alfonso et al.,2005),它们之间的关系将在表3.2中呈现;第二,近百年的理论发展和研究都一致认同大部分的能力与晶体智力、流体智力有关,而晶体智力、流体智力是智力评估的核心依据,也是智力一般因素的有力指标(Carroll,1993;Cat-tell,1987;Gustafson & Undheim,1996);第三,全量表智商分数包含了晶体智力、流体智力分量表分数的一般智力(如,一般智力因素),以及六种其他能力或分量表分数,例如加工速度、工作记忆、提取流畅性、效率、视觉-空间处理、听觉处理(Schneider & McGrew,2012,2018)。

表3.2　**晶体智力和流体智力与智力定义要素的关联及与**
相关量表部分/因子分数的结合[*]

对象	晶体智力(Gc)	流体智力(Gf)
智力的定义性特征	晶体智力是指知识的储存和检索,以及使用已习得知识的能力。	流体智力是指推理和解决抽象问题的能力。

续表

对象	晶体智力（Gc）	流体智力（Gf）
目前所使用的智力测验的分量表分数	WISC-V:言语理解指标 SB-5:非言语智商和知识 WJ-Ⅳ:理解-知识 WAIS-Ⅳ:言语理解指标 KABC-Ⅱ:晶体部分	WISC-V:流体推理指标 SB-5:非言语智商和流体推理 WJ-Ⅳ:流体推理 WAIS-Ⅳ:知觉推理指标 KABCI-Ⅱ:流体部分

* WISC-V,韦氏儿童智力量表第五版（Wechsler,2014）;SB-5,斯坦福-比奈智力量表第五版（Roid,2003）;WJ-Ⅳ,伍德科克-约翰逊认知能力测验第四版（Schrank et al.,2014）;WAIS-Ⅳ,韦氏成人智力量表第四版（Wechsler,2008）;KABC-Ⅱ,考夫曼成套儿童评价测验第二版（Kaufman & Kaufman,2004）。

在智力障碍的诊断中,大量实证研究表明,尽管晶体智力和流体智力以及和它们相关联部分的测验分数得到了实践和理论领域的支持,但分量表分数并不能决定个体的智力功能水平是否符合"智力功能显著受限"的标准。首先,尽管一些学者（如,Hale & Fiorello,2001,2017）建议当分量表分数存在显著变化或不一致的时候,临床医生不要去解释全量表的分数,但是目前的证据表明即使个案在测验中的个别因子或分量表分数确实存在显著变化,也没有理由质疑全量表智商分数的有效性（Floyd et al,2021;Freberg et al,2008;Watkins et al.,2007）;其次,我们经常误认为智障人士智力测试各部分或各因子的得分应该是差别不大的,但研究证明,有一半以上被诊断为智力障碍的儿童在智力测验中至少有一个部分或指标分数是低于平均范围的（Bergeron & Floyd,2013）;此外,即便卡特尔-霍恩-卡罗尔（CHC）智力模型已对当前绝大部分智力测试的修订和解释产生了影响,但对晶体智力和流体智力结构的测试往往只用两个分测验来完成。受这样的限制,即使流体智力和晶体智力分测验的分数被广泛使用,我们也不应当把它们当作一般性智力总分数的替代品。与此一致的是,目前智力分量表分数要求至少要有 3~6 个关于晶体智力和流体智力的分测验支持才算有效。

> 智力障碍的诊断

智力障碍的诊断需要智力功能和适应性行为两方面显著受限,同时发病年龄须在发育期。就智力功能显著受限而言,需要使用全量表的智商分数。最佳实践指南表明:①应基于智力的一般因素,它最初由斯皮尔曼定义(Spearman,1927),其后卡罗尔所提出的人类智力三阶层模式将其推向了顶峰(Carroll,1993);②反映这样一个事实,即尽管测试开发者在不同的智力测试中对各种能力测试存在差异,但大家一致认为,由推理智力功能测试的一般智力最能够被精确测评,并可以通过使用目前具有信度、效度、个别化实施、综合全面和标准化测试所得出的全量表智商分数来呈现。在最佳实践中,我们推荐使用弗洛伊德等专家(Floyd et al.,2021)的指南来选择一般智力的综合测试。这样的测试应该:①至少包括六个分测验,②至少在卡特尔-霍恩-卡罗尔(CHC)智力模型的三个(或者更多)更广的能力层面抽样。

对于智力障碍诊断来说,"智力功能显著受限"的标准指的是全量表的得分低于平均数两个或两个以上的标准差,并考虑具体测试的标准差和所使用的个别化测试工具。

> 适应性行为的结构

适应性行为由人们在日常生活中学习并表现出来的概念性、社会性和实践性技能组成。适应性行为的特点是:①随着年龄的增长而发展并变得复杂;②由概念性、社会性和实践性技能组成;③与年龄期望和特定社会环境中的需求有关;④要根据个体在家庭、学校、工作或闲暇时间的典型行为表现进行评估,而非最优行为表现;⑤参照其他同龄人在社区中的典型行为进行评估。

适应性技能受限降低了个体成功适应环境需求的能力,同时也确定了个体所需支持的领域。在表3.3中,基于当前的研究成果,我们概述了适应性行为显著受限的表现。我们的意图并非要给出完整全面的列表,而是提供一些适应性行为显著受限的例子。

当前所使用的大多数有效且可靠的适应性行为测试为适应性行为的三个领域提供了标准化分数,参照表3.3所示的概念性、社会性和实践性技能。表3.4列出了目前的标准化适应性行为量表中的这三个领域。

对于智力障碍诊断来说,"适应性行为显著受限"的标准指的是在考虑了具体测试的标准差和所使用的特定的、个别化施测的工具外,个体至少在适应性行为的概念性、社会性或实践性三个领域中的一个领域得分低于平均数两个或两个以上的标准差。

表3.3 适应性行为显著受限举例

适应性行为领域	显著受限举例
概念性技能	<ul><li>独立制订计划、问题解决能力或抽象思维方面受损</li><li>面临问题或困境时难以选择好的解决方法</li><li>很难有效使用概念和符号（如，时间）以及数学函数</li><li>难以有效沟通想法和概念</li><li>难以自我指导以及/或安排、计划未来生活活动</li><li>难以预期他/她的行为后果</li><li>学业技能（读、写、算）的困难</li><li>难以形成金钱/财务概念</li></ul>
社会性技能	<ul><li>社会性/人际互动技能和从经验中学习的技能受损</li><li>在小组问题解决中和他人难以有效合作</li><li>在复杂的社交情况下思维与行动的僵化和具体</li><li>安全隐患和受害可能的增加，尤其是关于谁能够被相信、可以跟着谁以及对什么情况是安全的判断</li><li>不恰当的社交回应和社交判断</li><li>否认或降低障碍对他们自己损伤的倾向</li><li>在对情况理解有限的情况下强烈渴望取悦权威人物</li><li>在和别人的交往中轻信他人、天真且容易被教唆</li></ul>
实践性技能	<ul><li>自我照料能力以及家务技能受限</li><li>工作技能受限，例如获得一份稳定的工作，包括支付花销，达到能力要求，和同事、管理者和睦相处，恰当处理工作冲突以及在压力下维持高品质的工作等</li><li>金钱使用能力的局限（例如，找零、判断货币价值、付账）及管理财产的局限（例如，借钱给不会还钱的人、签字放弃财产或权利、与他/她的预算或打算不一致的购物）</li><li>在以下方面的局限：维持自我或他人的环境安全、使用家庭清洁用品、食物贮存、用药或警告、保护他人谨防电击、使用汽车和机器设备</li></ul>

表 3.4 标准化的适应性行为量表和它们的领域分数

适应性行为量表名称	相关领域分数
适应性行为评估系统-3（Harrison & Oakland,2015）	• 概念性 • 社会性 • 实践性
适应性行为诊断量表（Pearson et al., 2015）	• 概念性 • 社会性 • 实践性
适应性行为诊断量表（Tassé et al., 2017）	• 概念性 • 社会性 • 实践性
文兰适应性行为量表-3（Sparrow et al.,2016）	• 沟通（与概念性技能相似） • 社会化（与社会性技能相似） • 日常生活技能（与实践性技能相似）

> 发病年龄

在本手册的定义中,发病年龄是智力障碍诊断的第三个标准,另外两个需要满足的标准是智力功能和适应性行为的显著受限。第三个标准是必不可少的,因为它明确了作为发展性障碍的智力障碍的年龄参数,即该障碍什么时候首次出现或显现。在本手册中,发病年龄要求智力障碍出现在发育期,其操作性定义为个体满 22 岁之前。第 12 版手册和前面第 9~11 版的 AAIDD 手册保持一致的是基于不同的社会文化和社会标准,而一些社会对发育期的定义是有差异的。

虽然智力障碍始于发育期得到了一致认同,但是在操作性定义上,对于发育期结束的年龄的确还存在不同的看法。这在很大程度上是由于理解发育和发育期的不同视角引起的。

例如,从病原学的视角来看,发育受到产前、产中和产后的生物医学、社会、行为或教育风险因素的影响;从功能的视角来看,发育关注适应性行为和智力功能性的发展轨迹;从文化的视角来看,发育受到与社会和家庭互动、教育参与、生涯发展以及所承担的成人角色相关的社会因素和社会角色的影响;从行政的视角来看,发育期确定了有资格接受服务与支持的年龄标准。

第 12 版的 AAIDD 手册将"个体满 22 岁之前"作为了发病年龄的标准。这个标准和美国发展性障碍协会、美国 2000 年权利法案修正案以及美国社会保障局对智力障碍诊断标准中规定的 22 岁是一致的。

评估时会确定发病年龄。评估应该包括全面的记录回顾。具体包括社会交往史（例如，发展轨迹、居家功能和社区使用功能）、病史（例如，产前、产中和产后的情况，发展性评估以及医学诊断）以及受教育史（例如，课堂表现、发展性迟缓的诊断性标签以及所接受的专业服务）。

诊断标准由之前的"发病年龄在 18 岁以前"变为"发病年龄处于发育期，其操作性定义为个体满 22 岁之前"，我们并不认为这种变化会影响障碍的发生率，因为绝大多数智力障碍的诊断是在儿童发展早期确定的，但可以准确地诊断出处于发育期后期的小部分群体。

对智力障碍的诊断来说，发病年龄的标准要求障碍发生在发育期，其操作性定义为在个体满 22 岁以前。

智力障碍诊断中智力功能和适应性行为之间的关系

智力功能和适应性行为是不同且单独的部分，但它们之间又存在一定的关联。在智力障碍的诊断中，我们需要对这两方面给予同等权重并将它们结合起来考虑。

智力障碍的定义中存在着一种长期以来的人为现象，即把对智力功能的考量列在了首位。不幸的是，这导致了一些人错误地以为智力功能比适应性行为更为重要，并认为在智力障碍的诊断中应该先考虑智力功能。这种最初的定位会导致两个额外的思维错误：第一，智力功能的受限导致了适应性行为的受限，这种思维的错误受到了三个方面事实的反驳：①智力功能和适应性行为之间的关系历来都是被表述为相关性，而不是因果性关系（见表 2.1 和表 2.2）；②智力功能和适应性行为分数之间仅存在低到中度的相关（Alexander & Reynolds，2020；Harrison，1987；Saleem et al.，2019）；③目前还没有实践证据来支持两者之间存在因果关系的解释（Tassé et al.，2016）。第二，思维错误与线性或顺序性思维相关，即认为智力功能的受限是智力障碍诊断的首要标准，而适应性行为的受限是次要的标准。这里有一个对线性思维或顺序性思维错误简单的历史性解释。因为智力功能一开始就更好理解并容易被正式评估，智力功能的水平成为了诊断的支点。同样因为智力功能比适应性行为更好定义、更方便进行标准化测量和更能被表达成一个容易被理解的智商分数,因此,智力功能的缺陷错误地变成了用于诊断智力障碍的首要标准。这种早期的错误解释已经被当前观点所替代,即在智力障碍的诊断中,我们需要给予智力功能和适应性行为同等权重并将它们结合起来考虑(Tassé et al.,2016)。

目前有两个与适应性行为结构相关的科学进展同样支持我们目前所秉持的观点,即"在智力障碍的诊断中,我们需要给予智力功能和适应性行为同等权重并将它们结合起来考虑":第一,实践证实了适应性行为的因素结构:适应性行为是由概念性、社会性和实践性技能所构成的(Balboni et al.,2014;Tassé et al.,2012);第二,适应性行为的综合化、标准化测试的有效性方面已经取得了进步(Tassé et al.,2017)。如表3.4所概述的,当前大多数具有效度和信度的适应性行为标准化测试为概念性、社会性和实践适应性技能的测评提供了标准化分数。

对适应性行为和智力功能得分的解释

运用标准化工具对个体的适应性行为或智力功能水平进行评估后可以获得一个分数,对该分数进行解释包括:使用测量适应性行为或智力功能显著受限的得分以及使用表示个体实际得分所在的置信区间。

- 对智力障碍的诊断来说,无论是智力功能还是适应性行为,决定其显著性受限标准的分数是低于测评工具平均数两个标准差以上,同时考虑具体工具使用中的测量标准差。

- 置信区间是个人真实得分所在的统计区间或范围。由于任何测试都有一定的测量误差或不精确性,因此使用置信区间建立一个统计范围,个人的真实得分会处于该范围内。我们采用测量的标准误差(SEM)确定此置信区间。SEM是根据测试的标准差和测量的可靠性来进行估计的。最佳实践建议使用95%的置信区间来解释所有获得的标准分数(即实得分数±2个标准误差)。

当适应性行为的测量标准误差为2.5分的时候,得分70可以被解释为,个体真实的分数在65分至75分之间,即这个70分并不是精确的分数,而是至少以2.5分标准误差为参数的95%分数范围或置信区间(也就是实得分数±2个标准误差,95%概率)。

智力障碍诊断中的职业责任

履行自己的职业责任是一个专业成员的最高目标。熟悉自己所在行业当前的最佳实践,需要了解该行业的职业标准和职业道德,这是履行一个人的职业责任的必要不充分条件。这是因为在智力障碍领域工作的专业人员经常会遇到困难或复杂的诊断情况,专业人员需要对多途径获得的大量数据进行判断、接受评估和测试解释方面的专门培训、有与专业人员一起工作的直接经验,以及有关于智力障碍人士的专业知识。因此,在智力障碍的诊断中,一个负责任的专业人员不仅要求有最佳实践指南、职业标准,还需要有临床判断。

> ## 最佳实践指南

最佳实践是基于当前研究结果、有效的概念和/或可测量的模式以达成专家共识的一种实践。在表 3.5 至表 3.7 中,我们提供了关于适应性行为和智力功能评估(表 3.5 和表 3.6)以及智力障碍诊断(表 3.7)的共识性实践指南。

> ## 职业标准

每个行业都会发布职业标准,为评估专业实践和人才培养提供参考,并用于认证或质量控制。另外,职业标准也被看作衡量个人专业表现和/或审查专业行为和执行专业行为准则的权威标准。以下是与智力障碍诊断相关的职业标准:

- 使用当前的信息和有效的信息收集策略;
- 使用和当前公布的专业标准一致的临床判断;
- 尊重被测试者与测试者之间的专业关系;
- 确保同意(包括能力、信息和自愿等要素);
- 恰当地使用个人信息;
- 确认和公布任何潜在的利益冲突。

> ## 职业道德

每个职业对职业道德的定义略有不同,但以下三个道德原则反映了诊断智力障碍所涉及的所有职业道德的核心——价值和义务的判断:

- 公平(公平对待所有人),

- 求善(把事做好),
- 自主(自我导向)。

临床判断在智力障碍诊断中的作用

临床判断包括临床医生用来提高其决策和建议的质量、准确性及有效性的过程和策略。临床判断被定义为一种特殊类型的判断,它建立在对人的尊重之上,来自临床医生的专业培训和经验、对人及其环境的具体认识、大量的数据和批判性思维技能的使用(Luckasson & Schalock,2015;Schalock & Luckasson,2014)。临床判断策略包括明确并精准地陈述当前的问题、获得个案全面的相关经历和进行广泛的评估,并综合所获得的信息用于每一个诊断。

在接下来的小节中,我们将确定和讨论临床判断在智力障碍诊断中的四个具体作用,这些作用有别于前面我们所描述的临床判断策略的使用。它们是:①设计一个能带来精准有效诊断结果的评估;②避免做出假阳性或假阴性的错误诊断;③分辨为获取利益而故意作假的行为;④做出各自的诊断。

＞　设计一个能带来准确有效诊断结果的评估

临床判断在智力障碍诊断中的作用始于评估的设计,该评估要能带来准确有效的诊断结果。这对临床医师有以下要求:

- 理解智力障碍的诊断要求智力功能和适应性行为同时显著受限,其中适应性行为的限制表现在概念性、社会性和实践性技能方面,这种障碍始于发育期,其操作性定义为在个体年满22岁之前。

- 选择全面的、个别化实施的、可靠的、有效的、目前所使用的智力功能和适应性行为评估工具。

- 在适应性行为评估中,所选择的调查人员需要熟悉个案(即评估对象)并且能够每天或者每周在各种社区环境中对个案进行长期的观察。如果没有调查人员能够提供完成标准化适应性行为量表所需个案的全面信息,则应谨慎使用另一种评估方法,并可以从以下途径获得被评估个案的适应性行为信息:①访谈多个可能提供不同的且可交叠信息的个体(如,个案的家庭成员、教师、邻居、工作主管等),以期了解评估对象在适应性行为三个领域(概念性、社会性和实践性)的典型表现;②全面检查所有可用的记录,包括教育的、社会的和医疗的记录,这些记录可能包含有关个人适应性行为的间接信息。

- 不要在同一年对相同的个案进行相同的智力测试,因为频繁重复的测试可能会高估个案的真实智力(即练习效应)。
- 在舒适的环境中进行评估,避免外界噪声、干扰或打断。
- 使用适合个案文化背景和语言背景的评估策略。
- 检查个案社会的、教育的和医疗的记录/历史。
- 在智力障碍的诊断中,综合各方面的信息并对智力功能和适应性行为这两方面给予同等权重并将它们结合起来考虑。

> **避免做出假阳性或假阴性的错误诊断**

对智力障碍做出正确诊断的过程中存在较大的风险,在此过程中最重要的是避免做出假阳性诊断(一个人被错误地诊断为智力障碍,但实际上不是智力障碍)或假阴性诊断(一个人实际上是智力障碍,但没有被确诊且未登记在册)。以下策略可以帮助避免这些潜在的错误:

- 认识到当一项测试的标准和语言在文化上或语言上不合适个案评估时,可能会出现假阳性。
- 在智力障碍的评估中兼顾智力功能分数和适应性行为分数。
- 认识到所有的智力障碍人士都有优点,但是智力障碍的诊断应聚焦于他们的显著限制上。
- 认识到个案诊断的准确性会受评估工具的敏感性和特异性的影响。"敏感性"指的是在已经被诊断为智力障碍的个体中,智力功能或适应行为方面显著受限的比例。和"敏感性"不同的是,"特异性"指的是测试的标准分数排除确诊为智力障碍个体的比例。有学者(Matthey & Petrovski,2002;Balboni et al.,2014)提出,敏感性系数大于 70 和特异性系数大于 80 是诊断性测试的适宜基准。
- 使用 95% 的置信区间来建构个人实际得分所在的统计区间或范围。
- 综合和证实来自各方面的信息,包括全面的社会、医疗和教育记录。

> **解决造假问题**

有时,在有争议的法律案件中,可能会提出故意作假、不努力或装病等指控,该指控认为个人试图通过假装残疾来获利或者受益。这些案件通常涉及与评估结果相关的次要利益,如获得财政支持、减轻或免除刑事处罚。临床判断有助于解决个人造假来获得利益的指控:

- 审核智力功能、适应性行为和发病年龄符合智力障碍诊断的标准。
- 如果由于个案在另一个国家长大或没有评估记录，进而无法获得早期的智力障碍诊断历史，则进行智力功能和适应行为的当前评估。
- 综合来自各方面的信息，包括全面的社会、医疗和教育记录。
- 不要使用自我报告来评估适应性行为，自我报告容易受到偏见反应的影响。
- 认识到对智力障碍个体来说，大多数用来检测"装病"的工具都没有被常模化（Dean et al.,2008；MacVaugh & Cunningham,2009）。
- 在解读所有信息时进行临床判断。

> **进行回顾性诊断**

在个案年满 22 岁后，对其进行智力障碍的回顾性诊断是可以的。进行此类诊断，临床医师必须查实个案在发育期存在智力功能和适应性行为的显著限制。在这种情况下，当个体在发育期间未曾被确诊为智力障碍，临床医师就有必要评估个体过去的功能来决定有效的智力障碍诊断是否适用于该个体。这种回顾性诊断将会与确定成人康复服务的资格、评估个人的残疾社会保障或评估个人参与法律程序资格问题（如监护权申请、能力确定或量刑）有关。在这种情况下，使用临床判断来提高智力障碍回顾性诊断准确性的策略有：

- 利用全面的社会、医疗和教育记录。
- 基于多个有效数据点进行诊断。
- 在一定程度上解释先前所实施的适应性行为评估：①对该个体在家庭、社区、学校和工作中的典型行为的直接观察；②通过多个知情者和多重情境；③测量重要社会性行为技能的限制，例如轻信和天真；④使用适应性行为的评估工具，包括与发展性和社会性相关的行为；⑤认识到适应性行为指的是典型功能，而不是能力或最大功能；⑥认识到个体目前所呈现的功能限制应放在其所在社区背景下，结合其同龄人和文化的典型性来考虑。
- 在一定程度上解释先前所实施的智力功能评估：①使用标准化、个别化实施的、全面的智力测验；②使用的是（当时）最新版本的标准化测试，包括最新的规范和标准；③考虑该个体的真实分数所在的置信区间；④对所使用的常模年龄进行矫正。当前最佳实践指南建议，如果将具有常模年龄的智商测试作为智力障碍诊断的一部分，那么自测试常模首次确定以后，就要确保每年对全量表的智商分数加上 0.3 分的矫正分（Fletcher et al.,2010；Gresham & Reschly,2011；Kaufman,2010；Reynolds et al.,2010）。

实践指南

AAIDD 第 12 版手册主要强调提供关于诊断智力障碍的最佳实践指南。有关智力功能评估的实践指南见表 3.5,适应性行为评估的实践指南见表 3.6,智力障碍诊断的实践指南见表 3.7。

表 3.5 有关智力功能评估的实践指南

> 1.使用当前可靠的、有效的、个别化实施的、全面的、以普通人群为常模的标准化测试并换算出个人的全量表智商分数。
>
> 2.在选择具体的标准化测试的时候,不仅要考虑测试对个体的文化、语言的适宜性,还要考虑他们在测试中的沟通、感知和动作限制。
>
> 3.用于测试个体智力功能的评估工具需要使用最新的评估标准。
>
> 4.对个案使用具体的、个别化实施的、全面的和标准化的测试后,基于测验标准误差,在 95% 的置信区间上解释个案的智商分数。
>
> 5.考虑任何影响测试结果的潜在因素,包括个人因素、环境因素和实践效应。

表 3.6 关于适应性行为评估的实践指南

> 1.使用个别化实施的适应性行为量表,该量表已建立普通人群(包括残疾和无残疾的群体)的常模,并转化为三个适应性行为领域(概念性领域、社会性领域和实践性领域)的标准化测量。
>
> 2.完成个案适应性行为测试量表和访谈的调查人员应该:①理解适应性行为是典型行为,而不是最优行为;②非常了解被评估的个案;③能够在不同的社区情境中有机会对个案进行每日或每周的观察。在进行访谈时,应聘用经过专业培训的访谈者。
>
> 3.每个调查人员应该根据他们直接观察到的被评估者的行为来打分。
>
> 4.解释使用具体的、个别化实施的测验后所得到的个案适应性行为得分,需要在测量的标准误差基础上考虑 95% 的置信区间。
>
> 5.考虑包括个人因素和环境因素在内的任何对测试结果产生影响的潜在因素。

表 3.7　智力障碍诊断的实践指南

1.智力障碍的诊断要求智力功能和适应性行为同时显著受限,这种障碍始于发育期,其操作性定义为在个体年满 22 岁之前。

2.用于执行智力障碍诊断的评估工具应该是可靠的、有效的、个别化实施的、全面的和标准化的测试,包含:①总体的智商分数(智力功能标准);②标准化的适应性行为测试,评估三个适应性行为的领域,即概念性、社会性以及实践性的行为。

3.在做智力障碍的诊断时,需要给予智力功能和适应性行为同等权重并将它们结合起来考虑。

4.判断适应性行为和智力功能显著限制的临界分数是比相应测试工具的平均值大约低 2 个标准差。

5.使用 95%的置信区间来确定个体真实分数所在的区间或范围(即实得分数±2 倍标准误差)。

6.在智力障碍的诊断中使用临床判断:①确保智力障碍的诊断是基于智力功能和适应性行为的得分的,这些分数分别来自最新版本的可靠的、有效的、个别化实施的、全面和标准化的智力功能和适应性行为测试;②使用 95%的置信区间来确定个体真实分数所在的范围;③核实智力障碍的发病年龄处于个体的发育期;④在智力障碍的诊断中给予智力功能和适应性行为相等的权重。

4

智力障碍的分类

本章的主要内容:

- 基于个体功能受限的智力障碍分类系统的原理
- 对亚组分类三个目的进行描述
- 一种诊断后可选的分类组织方案
- 支持需求、适应性行为水平以及智力功能水平的亚组分类框架和过程
- 智力障碍领域分类的实践指南

智力障碍的分类是一种诊断后可选的组织方案。该分类基于亚组的既定目的,以明确的框架和系统的过程,将智力障碍人群细分为更小的亚组。

概述

分类不是诊断,智力障碍领域的分类是一种诊断后可选的组织方案。分类的基本目的是提供一种对各种观察和测量进行归类的结构,以此来组织信息,以更好地了解个体需求。智力障碍的分类作为一种诊断后方案,指依据既定标准系统地划分亚组。有关智力障碍的亚组分类应在明确的理论框架和系统化的过程中进行,服务于重要目的和基于相关信息,并有利于个体发展和更好地了解个体需求。

如本章所述,亚组分类的三个主要目的是描述:①支持需求的强度;②适应性行为在概念性、社会性和实践性技能方面的受限程度;③智力功能的受限程度。本章描述的亚组分类的系统过程确立了亚组分类的重要目的,保证了相关数据集与亚组分类目的一致,描述了用于建立亚组分类类别的数据驱动程序,以及使用基于经验的亚组分类边界来建立亚组分类类别。基于明确的理论框架和系统过程的亚组分类应规避错误假设,即所有的人的功能水平都在同一层次,且完全一样。

本手册中亚组分类方法的综合性得到了拓展,并整合了智力障碍领域所发生的重大变化。与亚组分类相关的变化主要包括:

- 支持范式应用的不断增加;

- 对个人能力和个人成就的日益强调;

- 有信效度的、个别化实施的、综合标准化的适应性行为量表和支持需求量表的开发;

- 对智力障碍的科学性和社会属性的理解,这种理解认同个体功能的复杂性并提出了多元亚组分类的必要性;

- 将残疾的社会-生态模式、人类功能的多元模式、循证实践和基于数据的决策,以及对个人功能的关注纳入了最佳实践。

本章整合了智力障碍领域中正在发生的变化,这些变化主要包括智力障碍应当如何分类,以及应当使用什么术语来描述亚组类别等。这种变化始于 1992 年的 AAIDD 手册(Luckasson et al., 1992),并在 APA 的诊断与统计手册第 5 版(APA, 2013)和 WHO 的国际疾病分类手册第 11 版(WHO, 2018)中有所体现。1992 年,AAIDD 建议用支持需求的强度来进行亚组分类。因此,1992 年的手册采用了间歇、有限、广泛和全面的分类术语。如后文所述,参考支持需求进行亚组分类的明确框架和系统过程,目前标准化支持需求强度分数的可用性加强了基于数据的支持强度等级分类方法。

APA 的诊断与统计手册第 5 版(APA, 2013)根据所需支持强度的三个水平(有支持需求,有较大支持需求,有很大支持需求)详细说明了自闭症谱系障碍的严重程度等级,而这也反映出了分类的内容以及所使用的亚组分类术语的转变。该手册认为,从结构上看,适应性行为比智力功能更适合用于划分严重程度,所以停止使用智商分数来决定个体智力障碍的严重程度,而推荐将个体的适应性行为水平作为确定智力障碍严重程度的指标,同时采用了轻度、中度、重度、极重度四种水平的划分系统。

国际疾病分类手册第 11 版(ICD-11)也采用了这四种水平的划分系统,但在划分障碍严重程度时,手册同时考虑了智力功能和适应性行为两个指标(WHO, 2018)。ICD-11 的独特之处就在于它提供了适应性行为指标,反映了各年龄组内个体的严重程度(轻度、中度、重度和极重度)。这些行为描述指标可用于缺乏全面标准化测试和心理健康专业人员的国家,指导他们进行临床判断(Tassé et al., 2019)。

因应智力障碍领域中关于分类内容以及使用的亚组分类术语的转变,以下前提构架了本章的内容:

(1)分类系统应该基于个体支持需求的强度、适应性行为的限制或智力功能的限制。

(2)对智力障碍最全面的理解是基于个体支持需求的模式和强度的理解。

(3)基于支持需求水平划分的亚组分类是最好且最有效的。

(4)基于个体支持需求对个体进行分类,反映出智力障碍人士具有发展潜力,并为实施支持系统提供了框架，这将对个体功能和个人福祉产生积极的影响。

（5）鉴于根据智力功能和/或适应性行为的受限程度的亚组分类持续存在，在确定分组的重要目的后，需设计一个明确的框架和系统的流程，指导将组群细分为更小的亚组。

本章主要有三个目的：首先，为智力障碍中的亚组分类提出一个明确的框架和系统的过程，并描述如何使用这个框架和过程来达成亚组分类目的；其次，探讨临床判断在亚组分类中的作用；最后，提出一套智力障碍领域分类的实践指南。

在本章所有小节中，分类被视为一种诊断后可选的组织方案，它指基于分组的重要目的，使用明确的框架和系统的过程来将智力障碍人群细分为更小的亚组。它还强调，亚组分类必须服务于重要目的、对个案有益和基于相关信息，且能促进对个体需求的更好理解。

智力障碍亚组分类的明确框架和系统流程

表4.1中描述的明确框架和系统过程是围绕亚组分类的三个主要目的构建的。这三个目的分别是：描述支持需求的强度，适应性行为在概念性、社会性和实践性技能方面的受限程度，以及智力功能的受限程度。对于每一个目的，亚组分类的系统过程都包括四个方面：①确定分组的重要目的；②将相关数据集与分组的目的保持一致；③描述用于建立亚组分类类别的数据驱动程序；④使用基于实践经验的亚组分类边界来建立亚组分类类别（Schalock & Luckasson，2015）。每个亚组分类目的相关要素的关键方面总结于表4.2至表4.4，整合于表4.5的实践指南。表4.1所描述的框架和过程具有一致性和循证的特点，使用它有许多优点。

表4.1 智力障碍亚组分类的明确框架和系统过程

明确的框架	系统过程的组成部分
将亚组分类的具体目的与系统过程的每个组成部分保持一致	<ul><li>确定分组的重要目的</li><li>将相关数据集与分组的目的保持一致</li></ul>
这三个亚组分类的目的是描述：①支持需求的强度；②适应性行为在概念性、社会性和实践性技能方面的受限程度；③智力功能的受限程度	<ul><li>描述用于建立亚组分类类别的数据驱动程序</li><li>使用基于实践经验的亚组分类边界来建立亚组分类类别</li></ul>

第一,它将亚组分类目的与最佳实践保持一致。第二,该框架和过程整合了智力障碍中系统化亚组分类方法的组成部分。第三,它的使用提高了关于亚组分类三个主要目的的决策和建议的质量、有效性和精确性。第四,它的使用产生了亚组分类类别的精准术语和贯穿亚组分类目的的边界。

支持需求强度的分类

如表 4.2 所示,个人支持需求的强度基于标准化手册中所报告的百分位分数,该分数是由所使用的支持需求评估量表得来的。百分位分数表示标准化群组中得分等于或低于个人获得分人数所占的百分比。在解释支持需求百分位分数时,必须指出,百分位分数越高,个人的支持需求就越大。因此,在表 4.2(第 4 列)中,最低水平的支持强度(即"间歇的")被操作性定义为 0~25 的百分位分数得分;最高水平的支持强度(即"全面的")被操作性定义为大于 75 的百分位分数。

表 4.2　应用于支持需求亚组分类的明确框架和系统过程

亚组分类目的	对应目的的相关数据集	用于确定亚组分类类别的数据驱动程序	亚组分类类别和亚组分类边界
描述支持需求的强度	评估支持需求的强度	标准化的支持需求评估工具	支持需求强度水平: • 间歇的(支持需求的百分位分数为 0~25) • 有限的(支持需求的百分位分数为 26~50) • 广泛的(支持需求的百分位分数为 51~75) • 全面的(支持需求的百分位分数为 76+)
	支持需求集群	数据聚类分析,数据由可靠和有效的支持需求评估工具评估所得	支持需求集群: • 亚组分类边界的数量和描述基于所使用的统计技术 • 一般识别 4~7 个集群

　　如果有必要根据支持需求的强度水平对个体进行分类，则使用"间歇的""有限的""广泛的"或"全面的"这几个术语，并根据支持需求百分位分数建立亚组分类边界，如表 4.2（第 4 列）所示。

　　基于类似支持需求模式的集群可用来为亚组分类提供信息，并有可能提供一种基于经验的资源分配方法。如表 4.2 所示，聚类分析是一系列描述性统计技术的总称，旨在将异质亚组划分为同质亚组。亚组分类类别的数量及其相关的边界依赖于所采用的聚类分析程序。Agosta 等学者的研究描述和示例说明了基于经验的类别和边界（Agosta et al.，2016；Painter et al.，2018；Shogren et al.，2017；Thompson et al.，2018）。

概念性、社会性和实践性适应技能方面的受限程度分类

　　如第 3 章所述，适应性行为是人们在日常生活中学习和使用的概念性、社会性和实践性技能的集合。适应性行为是：①随着年龄的增长而发展并变得更加复杂；②与年龄的期望和特定情境的要求相关；③根据个人在家庭、学校、工作和休闲方面的典型表现而非最优表现进行评估；④参照该个体同龄群体的典型社区环境进行评估。

　　在描述适应行为在概念性、社会性和实践性技能方面的受限程度时，重要的是区分如何将适应行为得分用作智力障碍诊断的标准，以及如何将它们用于亚组分类。就智力障碍的诊断而言，"适应行为显著受限"的标准是在三个适应行为领域（概念性、社会性或实践性领域）中至少有一个领域的适应行为得分比平均值大约低两个标准差，并考虑具体所使用的个别化评估工具的标准误差。相比之下，分类作为一种诊断后可选的组织方案，可以根据亚组分类目的，选择任意一个或所有三个适应行为领域描述适应行为的受限程度。

　　如表 4.3 所示，适应性行为在概念性、社会性和实践性技能方面的限制程度的描述基于可靠、有效、个别化实施、全面和标准化的适应性行为测试得分，该测试能够得出适应性行为在概念性、社会性和实践性技能这三个维度各自的标准化适应行为分数。如表 4.3 的第四列所示，建立亚组分类类别的亚组分类边界是由每个适应性行为领域的适应性行为标准分数确定的。如果有必要根据概念性、社会性和/或实践性技能方面的适应性行为受限程度对个体进行进一步细分，目前使用的术语是轻度、中度、重度或极重度，其分类边界基于每个适应性行为维度所参考的适应行为标准分数。

表 4.3 用于对适应性行为水平亚组分类的明确框架和系统过程*

亚组分类目的	对应目的的相关数据集	用于确定亚组分类类别的数据驱动程序	亚组分类的类别和亚组分类边界
描述适应性行为在概念性、社会性和实践性技能方面的受限程度	适应性行为分数	适应性行为得分基于可靠的、有效的、个别化实施的、全面的和标准化的测试,包括适应性行为中的概念性、社会性和实践性技能三个维度各自的标准化适应行为分数	概念性、社会性和/或实践性技能方面的受限程度: • 轻度(适应性行为的得分在 50~55 到 70~75 之间) • 中度(适应性行为的得分在 40~45 到 50~55 之间) • 重度(适应性行为的得分在 25~30 到 40~45 之间) • 极重度(适应性行为的得分在 20~25 之间)

* 标准化测试有一个标准分数的下限。这些低分数通常是推断出来的,可能信度有限。

> **重要说明**

临床医生在使用亚组分类类别和分类边界时,需要注意方法和统计上的问题,这些问题可能会影响适应性行为亚组分类的效度并增加其难度。例如,对适应性行为的评估可能受到文化和语言因素、感觉和运动限制以及个体所在环境的影响。此外,由于极低的标准分数的不稳定性和不可靠性,以及类别内相比类别间的较大可变性,准确地区分重度和极重度的适应性行为功能水平变得更有挑战性。

由于这些挑战,在划分适应性行为水平时,适应性行为标准分数的范围应包括个体获得的标准分数的测量标准误差(SEM)。最佳实践指南建议使用 95% 的置信区间。这反映在表 4.3 所建议的范围(例如,轻度为 50~55 至 70~75 等)。将 SEM 包含在亚组分类边界中不仅可以避免分类边界的重复,还能增加亚组分类的准确性。

尽管从适应性行为标准化测试中获得的信息可以为个体功能水平提供群体参照,但亚组分类仍在很大程度上取决于临床判断。本章后文将会讨论临床判断在亚组分类中的作用。

智力功能受限程度的分类

在本手册中,智力功能被认为是人类功能的五个维度之一(见图 1.1 和相关文本)。如第 3 章所述,智力功能这个术语包含了:①智力的共同性定义特征,例如推理、计划、问题解决、抽象思维、理解复杂概念、快速学习以及从经验中学习;②目前标准化测验所评估的能力;③关于智力功能会受到人类其他功能以及支持系统影响的共识(见图 1.1)。因此,智力功能是一个比智力或智力能力更宽泛但是比人类功能更狭义的术语。

鉴于仍存在以智力功能受限程度为依据的亚组分类,所以我们需要一个基于智力功能受限程度的明确框架和系统过程,将智力障碍的群体细分为更小亚群。如表 4.4所述,全量表智商分数被用于描述智力功能的受限程度。如表 4.4 第 4 列所示,用于建立亚组分类类别的亚组分类边界是全量表智商标准分数。如果有必要根据智力功能的受限程度对个体进行再分类,目前使用的术语是轻度、中度、重度或极重度。

> **重要说明**

临床医生在使用亚组分类类别和分类边界时,需要注意方法上和统计上的问题,这些问题可能会影响基于智商的亚组分类的效度和增加其难度。例如,对智力功能的评估可能受到文化和语言因素、感觉和运动限制以及个体所在环境的影响。此外,由于极低的标准分数的不稳定性和不可靠性(如,40~45 分),以及类别内相比类别间的较大可变性,精确地区分重度和极重度的智力功能水平变得更有挑战性。

由于这些挑战,在对智力功能受限程度进行分类时,其标准分数范围应该包括个体获得的标准分数两边的测量标准误差(SEM)。最佳实践指南建议使用 95%的置信区间。这反映在了表 4.4 所建议的全量表智商分数范围中(例如,轻度为 50~55 至70~75等)。将 SEM 包含在亚组分类边界中不仅可以避免分类边界的重复,还能提升亚组分类的准确性。

表 4.4　用于对智力功能水平进行亚组分类的明确框架和系统过程*

亚组分类目的	对应目的的相关数据集	用于确定亚组分类类别的数据驱动程序	亚组分类的类别和亚组分类边界
描述智力功能的受限程度	全量表智商标准分数	智商标准分数基于可靠的、有效的、个别化实施的、全面的和标准化的测试，并且能够得到全量表的智商分数	智力功能的受限程度： • 轻度（全量表的智商标准得分在 50~55 到 70~75 之间） • 中度（全量表的智商标准得分在 40~45 到 50~55 之间） • 重度（全量表的智商标准得分在 25~30 到 40~45 之间） • 极重度（全量表的智商标准得分在 20~25）

* 标准化测试有一个标准分数的下限。这些低分数通常是推断出来的，可能信度有限。

虽然从标准化智力测试中获得的客观信息可以为个体智力功能水平提供参照，但亚组分类仍在很大程度上取决于临床判断。接下来我们将讨论临床判断在亚组分类中的作用。

临床判断在亚组分类中的作用

本章的表 4.1 确定的亚组分类的明确框架和系统过程的组成部分，也说明临床判断在智力障碍领域亚组分类中的作用。具体包括使用：①为达到分组目的而设立的相关数据集；②为建立亚组分类边界设置的数据驱动程序；③为建立亚组分类类别的实践分类边界。

＞　相关数据集

临床判断应确保相关数据集符合亚组分类目的。如前文所述，亚组分类的三个主要目的分别是：描述支持需要的强度，适应性行为在概念性、社会性和实践性技能方面的受限程度，以及智力功能的受限程度。而亚组分类则与分类的目的有关。例如，如果分类目的是确定个人的预算拨款并使其需要与资源相匹配，则应根据所评估的支持需要强度分类。然而，如果目的是进行与智力功能或适应性行为相关的健康问题研究，则应根据风险因素、智力功能水平或适应性行为水平进行亚组分类。如果目的是确定一个人是否有能力养育子女，则应根据法律对相应资质的规定及其所需支持的模式和强度进行亚组分类。最后，如果想全面了解个体，则应根据个体在支持需求强度以及适应性行为和智力功能的受限程度三方面的得分进行亚组分类。

如表 4.2、表 4.3 和表 4.4 所总结的，本手册讨论了三个相关数据集：支持需求的模式和强度（第 5 章）、评估的智力水平和适应行为水平（第 3 章）。这三组数据集用于描述支持需求强度、适应性行为在概念性、社会性和实践性技能方面的受限程度以及智力功能的受限程度。

为智力障碍人士服务的临床医生经常需要解释与残疾障碍相关的风险因素。这一要求使得临床医生需要了解智力障碍不同方面的相关风险因素，如生物医学、心理教育、社会文化和司法方面的因素（详见表 6.1）。临床医生也会参与智力障碍人士的资格或合法地位的审查工作。根据不同情况，医生可能还需要具备理解法律对相应资质的规定、确定个人支持需求强度以及核查智力障碍的诊断等相关知识。

> 数据驱动程序

最近取得的两项进展使通过数据驱动确定亚组分类类别和亚组分类边界（表 4.2 至表 4.4 所示）成为可能。首先，适应行为和支持需求已可进行标准化评估并生成标准化分数，这使得标准化智力测量更为完善。目前的数据驱动程序可以用来描述支持需求的强度以及智力功能和适应性行为的受限程度（Arnold et al, 2014, 2015; Tassé et al., 2016; Thompson et al., 2015; Thompson et al, 2016）。其次，复杂统计方法（如聚类分析）的发展使我们能够根据经验确定支持需求聚类，以将其用于支持计划和获取资金。

在资源匮乏，即缺少综合性的标准化工具、适宜的常模量表、训练有素的残障领域专业人员的地区或国家，临床医生可根据不同年龄组适应性行为功能的指标来判定个体智力障碍的严重程度。ICD-11 为这些国家的临床诊断提供了相关资料，即不同年龄段与适应性行为四类水平相关的功能行为指标（WHO, 2018）。Tassé 等人（2019）的研究也为按年龄、适应性行为水平分类的适应性行为指标构建做出于示范。

> 亚组分类类别

亚组分类类别（例如，轻度、中度、重度和极重度）一直是基于智商标准分数边界界定的。这种只按照智商分数进行亚组分类的做法已越来越少，取而代之的亚组分类方法是基于支持需求的强度或适应性行为在概念性、社会性和实践性技能方面的受限程度的分类。

这一转变是由于智力障碍领域的理念向残疾的社会生态模型、人类功能的多维模型、支持范式以及循证实践的方向转变。因应这种转变，本手册建议在对个体进行分类时应采用"有支持需求""有较大支持需求""有很大支持需求"的术语（APA，2013）。

《精神疾病诊断与统计手册》第 5 版也不再使用智商分数来确定智力障碍的严重程度，而是将个体的适应行为水平作为亚组分类的依据，且使用轻度、中度、重度和极重度作为亚组分类类别。ICD-11 也提出使用这四个类别，但是考虑了根据个体的智力功能和适应性行为水平两个方面来确定分类类别（WHO，2018）。

这些明确的框架和系统的过程是围绕亚组分类的特定目的来组织的，让临床医生能够熟悉并正确使用当前最佳实践中的亚组分类类别和亚组分类边界。例如，如果分类目的是描述个人支持计划中的支持需求，则亚组分类类别应参考支持强度水平（间歇的、有限的、全面的或广泛的）和基于支持需求百分位分数的相关分类边界。为了确定支持需求的聚类，可使用聚类分析将异质群组划分为同质子组。可使用不同的统计方法来建立亚组分类类别和边界，如结构方程建模和 k-均值聚类分析。如果分类目的是更好地配置资源，那么亚组分类类别可以参考基于经验的资源配置水平。亚组分类类别的数量和相关分类边界通常会结合支持需求的强度和其他政策驱动因素来考虑，并同时将两者作为基础。但是，如果亚组分类的目的是描述智力功能和适应性行为的受限程度，则应使用轻度、中度、重度、极重度这几种分类术语进行分类，这些分类术语每一种都有基于标准分数的操作性定义。

> 亚组分类边界

随着标准化评估工具的开发与使用，个体支持需求强度的百分位分数，以及反映个体智力功能和适应性行为受限程度的标准分数都可以获得，所以现在可以使用可比较的数据驱动程序，这些程序允许依据亚组分类的三个目和基于经验的亚组分类边界进行分类。对支持需求的强度而言，数据驱动的亚组分类边界以个体支持需求的百分位分数为依据，这些百分位分数是通过可靠的、有效的、个别化实施的、全面的和标准化的支持需求评估量表得到的（见表4.2）。而对适应性行为和智力功能而言，数据驱动的亚组分类边界基于个体的标准分数，这些标准分数同样是通过可靠的、有效的、个别化实施的、全面的和标准化的测试得到的（见表 4.3 和表 4.4）。

实践指南

表 4.5 所示的实践指南反映了这一章所讨论到的关键概念和最佳实践。

表 4.5　关于智力障碍领域分类的实践指南

1.智力障碍的分类是一种诊断后可选的组织方案，它通过一个明确的框架和系统的过程将智力障碍的人群细分为更小的亚组。

2.最佳的亚组分类方案基于支持需求强度。亚组分类的其他潜在目的是描述概念性、社会性和实践性的适应性技能的受限程度，或描述智力功能的受限程度。

3.任何一种亚组的分类都应该服务于一个重要的目的、对人有益、基于相关的信息并能更好地了解个体需求。

4.亚组分类的系统过程包括：①确定分组的重要目的；②保持相关数据集和分组目的一致；③描述用于确定亚组分类类别的数据驱动程序；④使用基于实践经验的亚组分类边界来确定亚组分类类别。

5.基于支持需求强度的亚组分类使用了支持需求百分位分数。基于概念性、社会性和实践性的适应性技能受限程度的亚组分类使用了了适应性行为标准分数。基于智力功能受限程度的亚组分类使用了全量表的智商标准分数。

6.亚组分类类别应以经验性的亚组分类边界为基础。经验性的支持强度分类边界基于百分位分数；智力功能和适应性行为的分类边界基于标准分数。

7.临床判断在智力障碍亚组分类中包含：①使用相关数据集达到分组目的；②用数据驱动程序建立亚组分类类别；③用实践分类边界建立亚组分类类别。

8.亚组分类的最佳实践拒绝污名化的亚组分类术语。所选的术语应该体现出对人的尊重，更准确，并有助于增进理解。

5

支持系统

本章的主要内容:

- 有效支持系统的定义

- 开发有效支持系统的综合方法

- 有效支持的特征描述

- 有效支持系统的要素:个体自主选择、融合环境、通用支持和专业支持

- 支持需求评估与适应性行为评估之间的差异

- 支持系统适用的人群:①不满足智力障碍诊断标准,但与智力障碍者有许多共同特征和支持需求的人;②同时伴有智力和心理障碍的人

- 临床诊断在有效支持系统中的作用

- 针对人体机能维度的结果评估框架

- 支持系统的实践指南

支持系统是指一个由诸多资源和策略组成的相互关联的网络体系,它能促进个体发展、提升个体获得感、改善个体机能并提升个体生活福祉。有效的支持系统具有人本性、全面性、协调性和结果导向性四大特征。

引　言

支持范式对智力障碍领域的政策和实践产生了变革性影响。支持范式的前提和基础是:①智力障碍人士与普通人之间最明显的区别是,智力障碍人士需要得到不同类型和不同强度的支持,以充分参与和奉献社会;②支持可以减轻(即补偿、改善)因障碍所带来的不利影响,但不能消除障碍本身。支持范式的出现使支持接受者、教育者、临床医生和相关专业人员的角色和功能发生改变,并影响微观(个人)、中观(组织)和宏观(社会)层面的残疾政策制定、实施和评估。例如,现在智力障碍人士可以更多参与到有关个人支持计划的制订与实施过程中;各组织也能更好地去协调所生活社区中的支持系统;社会正在不断调整相关的政策和实践,以实施基于支持的服务系统,并评

估所提供的支持产生的影响（Schalock & Verdugo，2013；Shogren et al.，2017；Stancliffe et al.，2016；Thompson et al.，2014）。

通过在智力障碍领域采用支持范式，有关支持系统的规划、提供和评估方面都取得了重大进展。其中包括评估儿童和成人支持需求模式和强度的能力，了解支持需求模式和强度在亚组分类中使用的能力，协调支持需求与支持策略的能力，确定并实施支持系统的能力，同时评估支持对人体机能和个人福祉影响的能力。以上取得的进展强调了有关智力障碍定义的两个假设的相关性和重要性：①描述个体具有各种限制的重要目的是了解其所需的支持；②在持续的一段时间内，通过适当的个性化支持，智力障碍人士的生活功能通常会得到改善。

本章重点介绍支持系统。如上所述，有效的支持系统是指一个由诸多资源和策略组成的相互关联的网络体系，它能够促进个体发展并提升个体获得感，改善个体机能和提升个体生活福祉。有效的支持系统具有人本性、全面性、协调性和结果导向性的特征，它的框架有助于确定个体所需的资源和策略，以满足个人的支持需求并帮助个人目标的实现。这至少体现在以下两个方面：首先，向智力障碍人士提供的多数支持是由各种公共和私人机构组织安排或提供的，所服务的对象包括个人及其家庭成员。据估计，目前只有四分之一的智力障碍成年人获得了正式的或有偿的残疾支持（Braddock et al.，2015；Larson et al.，2018）。其次，自我导向的支持在相关政策中越来越受到重视（Bogenschutz et al.，2019；Sciegal et al，2016），并且越来越多地被运用于实践活动中（De Carlo et al.，2019；Friedman，2018b；Thompson et al.，2014）。

支持系统围绕价值意义、便利条件以及支持关系三方面进行构建（Buntinx et al.，2018；Disability Experience Expert Panel of the Ohio State University Rehabilitation and Research Training Center on Health and Function for People With ID，2019；Onken，2018；Qian et al.，2019）。价值意义包括促进个人发展、自我决策、人际关系、社会融合、权利、情绪福祉、健康福祉和物质福祉（以个体为中心）。便利条件包括公平性、灵活性、合格的支持提供者、专业人员和支持提供者之间的合作、支持的可用性和可获得性、安全的环境、支持系统要素的信息、支持提供的连续性和一致性（即可持续性）、协调和管理支持措施（即全面性、协调性和结果导向性）。支持关系包括尊重、回应、可靠、沟通、承诺、理解和移情（相互关联）。

以下几节描述了有效支持系统的四个特点：人本性、全面性、协调性和结果导向性。本章在后续部分讨论了环境在支持策略规划和实施中的重要性，描述了临床诊断在支持系统中的作用，并提出了一套关于支持系统的实践指南。

以个体为中心:个人支持需求的评估

支持需求属于心理学概念,被定义为"个体参与普通人活动所需支持的模式和强度"(Thompson et al.,2009,p.135)。个人的支持需求反映了当前个人能力与个人生活、工作、学习、互动和享受生活等不同情境下需求间的不匹配。支持系统的基本目的是减轻个体功能性限制与环境需求之间的不适配性,从而提高个体机能和生活福祉。

在过去十年中,人们一直强调评估支持需求,以建立增强个体机能和生活福祉的支持系统。这是由于越来越多学者从社会生态学视角理解残疾,并将评估从基于障碍转向基于个体在整个生命周期内参与社区融合环境和活动所需的支持。对个人支持需求概况和强度的标准化评估提供了很多可用于支持规划、支持提供、资源分配、亚组分类和结果评估的信息。

对个人支持需求的评估基于当前可靠、有效、个别实施、全面和标准化的支持需求量表,该量表是以智障人士为常模开发的,能得出百分位分数。评估量表应由有个体评估经验并熟知行为评定量表和心理测试原则的人员施测。支持需求的信息由至少两名调查对象提供,这要求调查对象熟悉个体及其支持需求,并且最近观察过个体在一个或多个不同情境中的表现。

支持需求评估过程中的主要挑战是如何评定个人的支持需求,而非个人的适应性行为。如前所述,支持需求是个体参与普通人活动所需的支持模式和强度,而适应性行为是指人们在日常生活中学习和表现出来的概念性、社会性和实践性技能。表 5.1 基于 Thompson 等人(2015)和 Tassé 等人(2012)的研究工作,总结了支持需求评估和适应性行为评估之间的主要差异。

表 5.1　支持需求评估与适应性行为评估的差异

特点	支持需求评估	适应性行为评估
关注点	促进个体参与家庭和社区生活所需的支持模式和强度	个体在日常生活中学习和表现出来的概念性、社会性和实践性技能
评估项目	生活中参与的一系列需要支持的重要日常活动	个体成功适应社会所需的一系列适应性行为或技能

续表

特点	支持需求评估	适应性行为评估
项目反馈	个人参与主要日常活动所需要的支持强度和模式	参照其他同龄人在社区中的典型行为
应用	确定支持需求的模式和强度，建立亚组分类标准和类别，并制订个人支持计划	确定个体在"概念性、社会性和实践性适应技能的显著性限制"是否符合智力障碍的诊断标准，并建立亚组分类标准和类别

　　支持强度的评估工具主要包括支持强度量表儿童版（SIS-C™；Thompson，Wehmeyer et al.，2016）和支持强度量表成人版（SIS-A™；Thompson et al.，2015），这两个工具在国际上广为使用，主要用于支持计划的制订和资源的调配（Thompson et al.，2018）。SIS-C 和 SIS-A 通过评估日常活动领域以及特殊医疗和行为的支持需求，来确定支持需求的模式和强度。表 5.2 列出了这些日常活动领域以及特殊医疗和行为支持需求类别。Thompson 等人（2015）和 Thompson、Wehmeyer 等人（2016）提供了关于 SIS-C 和 SIS-A 实施和评分的具体细节及其心理测量学的特性。个人支持需求和目标一旦确定，其所需支持的模式和强度将用于选择和实施支持系统，以增强个体机能和个人生活福祉。关于其他标准化支持需求量表的信息见 Arnold 等人的研究（2014，2015）。

表 5.2　SIS-C 和 SIS-A 评估生活活动领域、特殊医疗和行为支持需要注意的事项

SIS-C	SIS-A
生活活动领域 ● 家庭生活活动 ● 社区和邻里活动 ● 学校参与活动 ● 学校学习活动 ● 健康和安全活动 ● 社会活动 ● 保护和宣传活动	生活活动领域 ● 家庭生活活动 ● 社区生活活动 ● 终身学习活动 ● 职业活动 ● 健康与安全活动 ● 社会活动 ● 保护与宣传活动

续表

SIS-C	SIS-A
特殊医疗支持需求 ● 呼吸护理 ● 饮食辅助 ● 皮肤护理 ● 其他	特殊医疗支持需求 ● 呼吸护理 ● 饮食辅助 ● 皮肤护理 ● 其他
特殊行为支持需求 ● 外部导向行为 ● 自我导向行为 ● 性行为 ● 其他	特殊行为支持需求 ● 外部导向行为 ● 自我导向行为 ● 性行为 ● 其他

注:SIS-C=支持强度量表儿童版;SIS-A=支持强度量表成人版。

全面性:支持系统要素

支持系统的概念首次在 AAIDD 手册第 9 版(Luckasson et al.,1992)中被引入,且一直是所有后续版本的重要组成部分(Luckasson et al.,2002;Schalock et al.,2010)。1992 年以来,随着对残障人士法律和人权的重视(United Nations,2006),残障政策制定、实施和评估上的进展(Schalock,2017;Shogren et al.,2017),有效支持策略方面研究的增加(Claes et al.,2012;Stancliffe et al.,2016),以及所达成的关于通用支持策略主要内容的国际共识(Lombard et al.,2020;Schalock et al.,2019),我们对支持系统要素的理解有所深入。

这些进步使人们认识到,支持系统要素涉及个体自主选择、融合环境、通用支持和专业支持。表 5.3 概述了这四个要素。

表5.3　相互协调和关联的支持要素系统

要素	描述
个体自主选择	• 个人选择和自我决策的机会 • 拥有被法律承认的人权,平等地享有同普通人一样的法律行为能力 • 通过决策支持提供便利
融合环境	• 重视残疾人和普通人共同生活的自然环境 • 提供资源、信息和关系的获得途径 • 提供支持促进成长和发展提供机会满足关于自主性、能力和关系的心理需求
通用支持	所有人可以获得的支持 • 自然支持 • 技术 • 补偿 • 终身教育 • 合理的 • 安置 • 尊严和尊重 • 个人优势/资产
专业支持	由教育工作者、受过医学培训的人员、心理学家、精神病学家、护士以及职业、物理和言语治疗人员提供的,基于专业的干预、治疗和策略

> **个体的自主选择**

个体的自主选择作为有效支持系统的要素,能减轻智力障碍给个体带来的不良影响,有利于个体的发展、教育、兴趣爱好培养以及个体机能和生活福祉的提升。现有文献表明,个体的自主选择不仅可以提高个人动机,满足个体关于自主性、关系和能力的心理需求,还可以减少不适应行为(Deci,2004;Deci & Ryan,2008、2012;Frielink et al.,2018)。

个体自主选择也是权利。如 Luckasson 等人所说(2017),有共同立场的《自主、决策支持和监护》规定：

> 所有智力或发育残疾（智力和发展性障碍）个人都有被法律承认的人权，在生活各方面都平等地享有同普通人一样的法律行为能力（UNCRPD，2006）。必须尊重和支持智力和发展性障碍个体的个人自主、自由和尊严。从法律上讲，每个成年人或未成年都被认为有能力为自己做出决定，智力和发展性障碍个体都应该获得准备支持、机会支持和决策支持，以便个体在其一生中发展为决策者（AAIDD/The Arc，2017）

与之类似，个体自主选择的概念与《联合国残疾人权利公约》第 12 条密切相关，该条规定了残疾人享有法律行为能力的权利（Dinerstein，2012）。正如 Glen（2015）所说，法律行为能力意味着所有成年人，包括智力障碍者，都有权做出自己的选择，并使这些选择得到法律认同。

决策支持越来越多地被用于促进个人自主选择和个体独立（如，Blank & Martinis，2015；Burke et al.，2019；De Carlo et al.，2019；Friedman；2017；Gooding，2015；Hickson & Khem，2013；Shogren et al.，2017）。虽然迄今为止我们开展了大量有关决策支持的工作，但是用于理解决策支持的综合框架及其要素并未最终确定。根据目前的工作，已经形成了一个包含三个要素的全面框架：

（1）了解可能影响决策的有关智力障碍的相关限制。如表 3.3 所示，这些限制可能涉及独立规划、问题解决或抽象思维方面受损，遇到问题时难以选择好的解决方案，在遇到自我指导/安排/计划未来生活时的困难，难以预见自己的行为后果；学习技能（阅读、写作、算术）存在困难，容易受到伤害和欺骗，以及在维持安全环境方面受限。

（2）认识到与决策过程相关的需求。正如 Hickson 和 Khem（2013）以及 Shogren 和 Wehmeyer 等人（2017）所述，决策涉及：①确定问题并认识到做出决策的必要性，②确定备选方案，③评估每个备选方案可能产生的后果，④根据个人目标选择最佳方案。

（3）选择一个或多个决策活动，活动可由一个或多个可信任的朋友、家人、专业人士或倡导者提供。这些活动包括使用技术进行教学、提供经验、模拟结果和提供建议。

> 融合环境

融合环境包括：①自然环境中的所有人，②提供获得社区资源、信息和关系的途径，③提供促进个体成长和发展的支持，④与自主性、能力、关系相关的心理需求相适应；包括支持性就业、支持性生活、融合教育和就地安老。融合环境提供学习机会、积极的榜样、更高的角色地位、更好的社交网络和更典型的生活节奏。在 2004 年《残疾人教育改善法案》、1990 年《美国残疾人法案》和 2000 年《残疾人发展法案修正案》等残障政策，Olmstead 诉 L.C.（1999）的法律裁决，以及 The Arc 和 AAIDD 的立场声明中，都强调了融合环境的重要性。（Luckason et al.，2017）。

创建融合环境需要政策制定者、支持的提供者和支持的接受者共同确保融合环境能提升基于社区的机会、资源、信息和关系的准入度，并提供相关支持，以满足与个体自主性、能力、人际关系的心理需求。此外，融合环境需要考虑各种对融合过程产生影响的情境变量（Shogren et al.，2015），协调支持提供者与支持接受者所需教育、就业或居住环境之间的关系（Verdugo et al.，2017），提供的有偿支持（如有必要）、非正式的自然支持（Sanderson et al.，2017）和通用支持。

> **通用支持**

通用支持包括可供残疾人或普通人使用的通用支持策略，可由各种公办和私人组织提供。这是计划向智力障碍人士提供支持的一个关键因素，因为据估计，目前只有四分之一的智力障碍成年人获得了正式有偿的残疾支持（Braddock et al.，2015；Larson et al.，2018）。将通用支持纳入支持要素系统，使个体能够将其思维从专业干预和有偿支持扩展到由多个组织在多个环境中提供的通用支持。

在过去十年中，大量工作都集中于确定通用支持中包含的各要素，最终达成了关于通用支持的 7 大组成要素的国际共识（Lombardi et al.，已提交出版；Schalock et al.2019）。表 5.4 给出了这些要素，包括操作性定义和示例。

表 5.4　通用支持要素

要素	定义和示例
自然支持	建立和维持支持网络（例如，家庭、朋友、同龄人、同事），促进自我宣传、友谊、社区参与和社会参与
技术	使用辅助设备和信息设备提高个人沟通、保持身体健康和促进个人福祉的能力，并成功运作于个体所生活的环境中。包括通信辅助设备、智能手机、电子平板、配药装置、医疗警报监视器和语音识别设备
残疾辅助装置	提供感官辅助和运动辅助装置，以帮助支持身体完成无法完成的某些功能。例如轮椅、机械手臂/腿、特殊眼镜/视觉辅助装置、助听器和矫正装置

要素	定义和示例
终身教育	通过行为技术、个性化教育、训练策略以及终身学习机会,培养新技能和行为
合理的安置	确保一些物理空间如建筑物、交通和工作空间的可达性;建立安全和可预测的环境;提供实质性的和其他的安置,并允许个人根据通用设计环境特征去适应环境和执行日常任务
尊严和尊重	通过社区参与、平等机会的提供、认同、欣赏、经济保障、荣誉、个人目标设定、赋权、调控个人支持计划和决策支持等方面提高社会角色地位
个人优势/有利条件	有利于激发个人兴趣爱好,实现个人目标的选择和决策、动机、技能和知识、积极态度和期望、自我管理策略和自我宣传技能

> **专业支持**

专业支持是指提供一些专业性的干预和治疗。尽管不同专业人员为智力障碍人士提供的专业支持都建立在最佳实践、标准和道德规范基础上,但这些支持往往没有整合到相互关联的有机整体之中,以构成个人的整体支持计划。专业支持的综合方法整合了四种关于智力障碍的不同理论观点(Schalock et al.,2018)。这四种观点及其要点总结如下。表5.5总结了这四种观点如何为专业支持提供多视角框架。

• 生物医学视角强调导致智力障碍的遗传和生理因素。

• 心理教育视角强调与智力障碍相关的智力、心理/行为和学习方面的限制。

• 社会文化视角强调人与其环境之间的互动,通过这种互动,智力障碍的社会意义从社会的共同信仰、行为、语言,智力障碍人士周围的事件以及个人对互动的反应中发展而来。

• 法律视角强调所有个体,包括被诊断为智力障碍的个人,都享有同样的人权和法律权利。

表 5.5　专业支持的多视角框架

残疾视角	障碍成因	主要的风险因素	典型的专业支持
生物医学	• 基因-环境相互作用 • 健康 • 大脑发育	• 遗传/染色体异常 • 头部损伤 • 致畸因素	• 特殊饮食 • 基因改造 • 外科手术 • 精神药理学 • 医疗 • 心理健康干预
心理教育	• 智力、适应性行为和参与性之间的动态互动	缺乏： • 教育机会 • 养育子女 • 早期干预 • 个人成长和发展的机会	• 教养技能 • 个人发展策略 • 咨询 • 特殊教育 • 信息和辅助技术
社会文化	• 功能限制 • 个人能力与环境需求之间的差异	• 社会的态度 • 贫困的环境 • 隔离的环境	• 公众教育 • 环境的丰富 • 环境的适应
法律制度	• 社会的安排 • 政府的结构	• 社会不平等 • 不公正 • 歧视 • 剥夺权利	• 权利确认 • 法律咨询 • 自我宣传 • 司法决定的知情

　　总之，支持系统的全面性对智力障碍相关政策和实践产生了许多积极的重大影响。第一，团队成员的沟通得到了改善，支持团队的有效性和效率得到了提升。第二，将重点从传统的以缺陷为导向的干预转向以优势为基础的支持策略。第三，基于残疾的多重视角提供了更广泛的支持策略。第四，增进智力障碍人士及其家庭和支持提供者关于智力障碍的理解，即智力障碍不仅是生物医学或心理教育缺陷，也是一种社会概念，其基于个体与其所处环境之间的互动，以及在这些环境下人权、法律权利的运作和智力障碍人士及其家庭在社会中发挥的作用。

除了上述积极结果外,支持系统的综合方法还提供了一个框架,以满足另外两类人群的支持需求:①不符合智力障碍诊断标准,但与智力障碍人士有许多相同的特征和支持需求的人群(Snell & Luckason,2009;Tymchuk et al.,2001);②同时出现智力障碍和心理健康问题的个体(Fletcher et al.,2016;Mazurek et al.,2019)。这两类群体经常:①面临在获取有关可用服务和支持信息方面的复杂障碍;②希望避免一些残疾服务提供过程中带来的"污名化";③缺乏一批知识渊博的支持者;④由于缺乏或无法获得健康或心理健康服务,易患继发性残疾;⑤由于有错误判断的倾向,如易受骗、天真和被他人利用,容易受到虐待和忽视;⑥由于学业和技术技能有限、种族隔离、缺乏社会联系且辍学率较高,就业机会受到限制。

统筹协调:个人支持计划

在本章所述的支持系统框架内,个人支持计划(PSP)通过资源和策略的支持提供了一种系统、综合的方法,促进个体发展,提升获得感,提高个体机能和个人福祉。在过去十年中,智力障碍领域关于 PSP 及其在协调支持系统要素中的使用发生了许多变化。这些变化包括关注个人以及个人权利,系统思维和逻辑模型,基于优势的支持计划和实施方法,按需求提供知识的信息技术,使智力障碍人士能够以其他方式参与环境和活动的辅助技术,扁平化组织的教育与支持团队,循证实践和结果评估(Schalock et al.,2018;Schalock & Verdugo,2019)。

同时,在支持计划模型中出现了许多重要的支持协调因素(见 Robert son et al.,2007;Thompson et al.,2015;Thompson et al.,2009;Wells & Sheehen,2012)包括了解个人及其目标和支持需求,协调个人目标、支持需求与具体支持策略,实施和审查支持计划,监控计划实施的准确性和忠诚度并进行必要的更改,以及评估所提供支持的影响。

除了以上支持需协调的因素外,还形成了关于个人支持计划的四项原则,以指导计划的制订并促进其相互协调(Herpes et al.,2013,2016;Schalock et al.,2018)。第一,个人拥有自己的计划,这是个人支持计划,而不是针对服务机构或付费支持人员的补偿方案。第二,个人支持计划基于个体目标和支持需求,将个人期待的重要内容与个人需要的重要内容结合起来,并讨论哪些内容应该保持不变和哪些内容需要更改。第三,个人支持计划通过实施支持系统以提供全面的支持。第四,易操作的个人计划由一个扁平化组织的教育或支持团队制订、实施、审查和评估,该团队成员应该包括残疾人。

结果导向：个体机能结果的框架

PSP 的开发和结果评估需要一个结果框架，以确定个体机能具体和可衡量的指标。表 5.6 列出了这样一个框架，在个体机能层面确定了结果评价的主要重点和典型结果指标。第 3 栏中列出的指标基于 Bertollo 和 Yerys（2019）、Dean 等人（2016）、Esbensen 等人（2017）、Gioia 等人（2002）、Heinemann 等人（2010）、Isquith 等人（2013）、Luckason 和 Schalock（2013）、Panerai 等人（2014）、Shogren 等人（2017）、Tassé 等人（2017）、Zelazo 等人（2008）的工作。

如表 5.6 罗列的结果指标符合对残疾人人权和法律权利的重视；是质量革命，强调有价值的结果；是注重结果而不仅仅是过程的改革；是使用证据的活动；是质量改进的行动，其重点是利用结果持续进行质量改进和组织变革；需要确定为建立最佳实践而提供具体支持的影响（Claes et al.，2017；Gomez & Verdugo，2016）。

结果评估广泛应用于智力障碍领域，例如，结果评估通常侧重于有关残疾的政策目标（如 Claes et al.，2017；Shogren et al.，2009；Turnbull & Stowe，2017）或个人生活质量领域（如 Brown et al.，2009；Schalock & Kieth，2016；Verdugo et al.，2005；Zuna et al.，2010）。结果领域可以和个体机能维度的相关领域重合。例如，关于生活质量领域，表 5.6 中列出的个体机能维度的主要关注点可以与一个或多个领域紧密一致。具体而言，智力功能的个体机能维度可以与个人发展的生活质量领域、人际关系适应性行为、身心健康、参与社会融合、权利、自我决策和物质福祉保持一致。

其他结果评估框架和指标可在 Bradley 和 Moseley（2007）、Friedman（2018a）、Zuna 等人（2010）的文章中找到。

表 5.6　个体机能结果的框架

个体机能维度	结果评价的要点	典型结果指标
智力功能	执行功能	<ul><li>发起并维持行为</li><li>抑制竞争行为或刺激</li><li>选择相关的任务目标</li><li>演示问题解决的策略</li><li>必要时转移注意力和解决问题的策略</li><li>监控和评估自己的行为</li></ul>

个体机能维度	结果评价的要点	典型结果指标
适应性行为	适应性行为技能	• 概念性:使用语言、阅读、写作、使用钱币、告知时间 • 社会性:展示人际交往能力,表现社会责任感,表达自尊,不轻信、不天真,展示解决社会问题的能力 • 实践性:开展日常活动,展示职业技能,在潜在的不安全或危险情况下谨慎行事,旅游和使用交通工具,遵守时间和常规
健康	身体和心理状态	• 身体状况:医疗或病理症状的严重程度、营养状况 • 情绪状态:精神/行为症状的严重程度,免受虐待和忽视,感到安全
参与	参与和互动	• 参与生活活动领域,如家庭生活、社区生活、终身学习、就业和社会活动 • 与家人、朋友、同事和社区成员互动
情境	机会	• 选择和自我决策 • 享有人权和公民权利 • 体验人权和法律权利 • 生活在最少受限制的环境中 • 获得通用支持 • 获得终身学习的机会 • 在融合学校接受教育 • 在整合的环境中就业 • 就地安老

情境的重要性

情境在机会开拓、确定支持的可用性和可获得性、描述所需支持并确定其优先事项、规划和实施支持系统以及评估所提供支持的影响等方面起着至关重要的作用。情境比环境内涵更为丰富。正如 Shogren 等人（2014）所定义的，情境是指人们日常生活中所依附的相互关联的物理环境的总和。情境可以被视为一个独立的自变量、一个中介变量或一个整合的概念。作为一个独立的自变量，包括不被操纵的个人和环境特征，如年龄、语言、文化、民族及家庭。作为一个中介变量，包括增强个体功能的各种组织、系统、社会政策及实践。作为一个整合的概念，情境提供了一个框架：①描述和分析个体机能的各个方面，如个人和环境因素；②支持计划制订和政策制定；③描述影响个体机能的积极和消极因素。此外，对情境的理解可用于调整残疾的政策目标、支持和结果（Shogren et al.，2015），改变现状并推动有价值的结果（Shogren et al.，2018），并用于分析情境的多维属性（Shogren et al.，2020）。

情境分析作为一种分析方法，越来越多地被用来理解环境在支持系统中的作用。该分析包括确定：阻碍变化的情境因素、个体所处情境和期望所处情境之间的差异、增强动力和接受能力的变革力量、促进采纳和应用的方式，以及扩大利益相关者的参与途径（Manchester et al.，2014；Shogren et al.，2018；Verdugo et al.，2017）。情境分析需要很多人员的参与，包括智力障碍人士以及在支持系统方面具有广泛知识和在支持计划方面具有广泛经验的人。情境分析不仅可以更广泛、更深入地理解一些情境因素在促进或阻碍变化中的作用，还能促进参与者学习，并增加确定个人目标、支持需求的可能性，最终对个体机能与个人福祉产生积极的影响。

临床判断在支持系统中的作用

临床判断在支持系统的计划、实施和评估过程中起着重要作用，就像在对智力障碍的诊断和分类方面一样（见第 3 章和第 4 章）。临床医生参与多项决策和建议的实施，此过程中涉及评估支持需求，将个人目标、支持需求与专业建议相结合，选择适用的支持策略，以及制订个人支持计划。这些和相关的临床活动建构了描述临床判断在支持系统中作用的参数。详细见表 5.7。

表 5.7 临床判断在支持系统中的作用

1.确保支持需求评估使用标准化的支持需求评估量表。

2.将大量支持评估信息整合成协调的、易操作的形式,可供教育或支持团队使用。

3.通过使用结果框架将专业的建议和评估的支持需求相结合,确定个体机能维度和个人福祉领域。

4.协助教育和支持团队优先考虑智障人士的个人目标、支持需求和期望结果。

5.分析环境因素的影响,并将这些信息用于确定个人支持计划(PSP)目标、选择具体的支持策略和实施计划过程中。

6.开发和实施 PSP 时,使用系统思维(即微观、中观和宏观系统)。

7.保证 PSP 按照开发的方式实施(即实施的准确性和忠诚度),并保证支持提供的连续性和一致性(即可持续性)。

8.监控个人支持需求随时间的变化。尽管目前的文献表明,支持需求在 1~3 年内是稳定的(Shogren et al.,2018),但生活事件或个人状况的变化可能需要更频繁地审查个人的支持需求(Thompson et al.,2016,2017)。

实践指南

这些指南反映了以下几个方面的最佳实践:支持需求的评估、支持系统的概念化和实施、个人支持计划的制订,以及临床判断在支持系统中的作用。

表 5.8 支持系统的实践指南

1.对个人支持需求模式和强度的评估应以专业评估为基础,包括使用个别化的标准化支持需求量表。

2.支持系统应建立在尊重价值观、合理便利和支持关系的基础上。

3.支持系统应包括个体自主选择、融合环境、通用支持和专业支持。

4.支持系统应整合并协调个人目标、支持需求和有价值的结果。

5.支持系统应体现人本性、全面性、协调性和结果导向性。

续表

6.支持的提供应与个人支持计划相协调,而个人支持计划应由智力障碍人士所属的支持团队制订、实施、审查和评估。

7.个人支持计划应将个人目标、支持需求,与具体的支持策略、所期望的有价值的结果保持一致。

8.临床判断确保支持系统具有人本性、全面性、协调性和结果导向性。

6

智力障碍领域的综合方法

本章的主要内容：

- 智力障碍领域的综合方法的各个组成部分
- 与"障碍"相关的常用术语和操作性定义
- 关于专业临床实践的综合循证模式
- 应对智力障碍和精神障碍共同挑战的整体框架
- 环境对个体功能和个人成就方面的影响
- 有益结果评估的多维框架
- 智力障碍领域的综合方法中临床诊断和职业责任的重要性
- 促进智力障碍领域的综合方法应用的实践指南

智力障碍领域的综合方法是一个整体框架，它包含了智力障碍的理论视角、精确术语、循证实践、临床判断标准、对人体功能的更多理解，以及对有价值结果的共同愿景。

概　述

第 12 版整合了第 11 版中 2010 年以后在此领域的学术研究成果。如前几章所述，这些研究成果与以下因素有关：智力障碍的功能性方法；理解智力障碍的多重视角；智力功能、适应性行为和支持需求的概念化理解和评估；残障人群合法权利的重要性；支持范式的使用；基于社区的替代方案和融合环境的可用性；环境在促进个体功能中的作用，以及如何利用其提升个体功能和成就；临床判断标准在指导决策中的运用；循证实践和结果评估策略的确立。

2010 年后的研究成果反映了智力障碍理论和实践方面的进步，这使得开发智力障碍领域的综合方法成为可能。智力障碍领域的综合方法是一个整体框架，它包含了智力障碍的理论视角、精确术语、循证实践、临床判断标准、对人体功能的更多理解，以及对有价值结果的共同愿景。此外，该方法增进了人们对智力障碍的理解，促进了最佳实践的应用，为相关政策的颁布提供参照，提高了智障人群的身体机能和生活水平。

前几章中已经论述过关于智力障碍综合方法的相关因素，尤其是：

● 在第 2 章中，智力障碍的定义与智力障碍诊断的三个重要标准（智力功能缺陷、适应性行为显著受限，以及在发育期发病）以及 APA 和 WHO 提出的定义相一致。此外，关于智力障碍定义应用的假设，结合了同龄人所处的典型社区环境，文化和语言因素，感官、运动和行为因素，支持需要，以及个体机能发展潜力等多方面因素。

● 第 3 章中智力障碍的诊断将循证实践与智力功能、社会适应能力、服务支持的评估结合，并根据测量误差和置信区间对诊断结果进行解释。此外，第 3 章中的诊断方法是基于：①现阶段对智力功能、社会适应能力以及发病年龄的理解；②涉及使用最佳实践指南、专业标准、职业道德和临床诊断的专业责任。

● 第 4 章中的分类作为一种诊断后方案，将亚组分类目的与基于经验的亚组分类类别和亚组分类边界相结合。在第 4 章中，亚组分类的三个主要目的是描述支持需求的强度，概念性、社会性和实践性技能的受限程度，以及智力功能的受限程度。对于每个目的，其综合过程包括保持相关数据集和亚组分类目的一致，描述建立亚组分类的程序，以及使用基于经验的亚组分类边界建立亚组分类类别。

第 5 章中的支持服务系统整合了支持策略、支持的价值和标准、支持系统要素以及个人成就。此外，为智力障碍提供支持的综合方法包括：①协调支持系统的四个特征（即人本性、全面性、协调性和结果导向性）；②认同所有人的能力和个人价值（Keith & Keith，2013；Nussbaum，2011；Stainton & Claire，2012）；③强调个体身份、文化和语言因素、自我决策、社区环境以及人为中心的支持系统的作用（Gaventa，2018）。

本章的主要目的是探讨智力障碍综合方法的主要组成部分。具体包括：①四种智力障碍理论视角的整体框架；②基于与障碍相关结构的操作性定义的精确术语；③基于当前可靠研究数据的循证实践；④提高决策的准确性和临床诊断标准的有效性；⑤对个体功能的深入理解；⑥对有益结果的共同愿景。本章最后讨论了关于智力障碍领域的综合方法的职业责任以及促进这种方法的实践指南。

整体框架

整体框架包含了四种有关智力障碍的理论视角。每一种视角都以哲学为基础，代表着一种独特的世界观，并且探究影响智力障碍的各种风险因素，为智障人群提供干预措施和支持奠定基础，促进理解以及提出有效的决策和建议，将相关信息整合成有用的资料。Schalock 和 Luckasson 等人(2018)指出这些理论视角分别是从生物医学、心理教育、社会文化、法律正义的角度来进行阐述的,表 6.1 呈现了每种理论视角所包含的具体观点。

整体框架整合了四种有关智力障碍的理论视角,在如下五个方面促进了智力障碍领域的综合方法:第一,它强调个体功能及多因素的影响;第二,它加强了四种不同理论观点学者的相互沟通;第三,障碍的核心表明智力障碍的中心不仅仅是障碍者本身,还包括个体与外界环境之间的相互作用。这种相互作用不仅对智力障碍的诊断、可选的亚组分类、支持计划的制订等方面有影响,而且对确定教育和康复计划的结构与功能也有一定影响。第四,一个更加完整的智力障碍风险因素目录,有助于更全面地考虑干预和支持措施,进一步思考如何改善智力障碍人士的生活环境。从不同理论视角看待智力障碍可能带来的风险因素也拓展了先前 AAIDD 版本中关于智力障碍成因的界定。这种拓展从 1983 年版的手册(Grossman,1983)中提出的两组方法(生物学和文化家族性)转变为多因素方法(风险因素的类型和风险因素的时间),到第 9 版至第 11 版 AAIDD 手册中提出的病因学,再到与生物医学相关的危险因素的多角度方法,到第 12 版中介绍的关于智力障碍人群的心理教育、社会文化和法律方面。第五,这四个视角为多学科团队提供了实施支持系统的框架。关于整合多学科价值有一个隐喻,即智力障碍的每一个视角(生物医学、心理教育、社会文化和公平)都像是一种特定颜色的光,可以显现整体的不同方面。所有颜色光的整合——智力障碍不同视角的整合——可以像阳光一样照亮整体(Nicolescu,2008)。

表 6.1　智力障碍的不同理论视角及其对综合方法的主要贡献

理论视角	主要概念	障碍成因	风险因素	干预和支持服务
生物医学	• 病原学 • 遗传学 • 病理生理学	• 遗传-环境相互作用 • 健康 • 大脑发育	• 基因异常 • 染色体异常 • 代谢异常 • 生理异常 • 大脑受损 • 畸形	• 特定的饮食 • 基因改造 • 手术治疗 • 医药护理 • 心理健康干预

续表

理论视角	主要概念	障碍成因	风险因素	干预和支持服务
心理教育	• 学习 • 适应性行为 • 智力功能	• 智力功能、适应性行为和参与之间的动态和互惠关系	• 父母教育问题 • 缺乏早期干预 • 缺乏促进个人发展的机会 • 童年创伤	• 教育技巧 • 个别化教育策略 • 心理咨询 • 特殊教育 • 决策支持 • 信息和辅助技术
社会文化	• 个体–环境 • 相互作用 • 社会环境 • 社会态度 • 社会交往	• 功能性限制 • 环境需求与个人能力之间的差异	• 社会态度 • 贫困环境 • 隔离性环境	• 自然支持 • 改变公众的态度/观念 • 环境丰富 • 环境适应
公平	• 歧视 • 合法权利 • 人权	• 社会安置 • 政府支持	• 社会不平等 • 不公正 • 歧视 • 权利剥夺	• 权利确认 • 以人为本的规划 • 法规和司法判决

精确术语

精确术语操作性地界定了与智力障碍相关的术语,进而提升了智力障碍领域综合方法的准确性和有效性,加强了临床医生、教师、决策者、服务提供者、智障人群及其家庭、研究者等不同群体之间的沟通交流。此外,精确术语对于定义和区分障碍、智力障碍和发展性障碍的概念、确定障碍发生率以及追踪了解障碍人士的身体健康状况至关重要。

> **与障碍相关概念的操作性定义**

一般来说,术语是基于观察到的现象,将多方面的元素组合形成的一般或抽象的概念。操作性定义是对概念进一步解释并确定其含义和边界。操作性定义决定了各个概念的术语。根据 Schalock 和 Luckasson(2021)的观点,图 6.2 呈现了有关障碍、智力障碍和发展性障碍操作性定义的内容。

表 6.2 与障碍相关概念的操作性定义

相关概念	操作性定义
障碍	个体的主要功能受限,即:①个体机能或某社会预期角色表现不足或者显著受限;②对个人造成实质性不利;③受环境因素影响;④可通过提供干预和支持服务,或者通过移除阻碍因素,增加机会、公平和融合得以缓和
智力障碍(ID)	智力功能和适应性行为如概念性、社会性和实践性技能等方面显著受限。此障碍始于发育期,即在满 22 岁之前
发展性障碍(DD)	一种严重的长期性障碍:①可归因于心理或身体障碍,或者身心双重障碍;②在 22 岁之前出现;③很可能长期存在;④在三个或三个以上的主要生活领域有实质性的功能限制;⑤个体需要特殊、跨学科或一般服务,个性化支持以及其他形式的终身或长期的帮助,并且需要个别化支持和协作(DD Act Amendments of 2000,Section 102 [8][A])

正如表 6.2 所示,智力障碍与发展性障碍的概念间有共性也有差异。共性主要体现在:从功能限制的角度定义概念、重视个体功能的多个维度,将诊断信息用于多种目的。差异主要体现在:概念的操作性定义、使用的诊断标准、评估的要求以及定义的类别(如基于研究的还是基于管理的定义)。但从共性来看,部分符合《发展性障碍法案》规定的障碍标准的人士并不能被认定是智力障碍(Havercamp et al., 2019;Larson et al., 2001)。发展性障碍还包括身体障碍(如脑瘫或脊柱裂)和出现在发育期的障碍,如胎儿酒精谱系障碍和自闭症谱系障碍(American Association on Intellectual and Developmental Disabilities, 2017; Brown et al., 2017; Centers for Disease Control, 2017; National Institute of Health, 2017; the Arc, 2017; Williams et al., 2017)。

> **精确术语举例**

精确术语是建立在相关概念的操作性定义和具体情境基础之上的。表6.3和表6.2中的操作性定义相对应，同时列举出了一些具体实例。使用关于障碍的相关术语时，要注意区分"疾病"与"障碍"两个概念，"疾病"指的是一种通过收集全球标准化数据而得出的医学诊断（例如ICD-11），"障碍"则强调个体功能受限（例如本手册中，ICF；世界卫生组织，2001）。

该领域经常使用的另外两个术语：发展性障碍和智力与发展性障碍。这两个术语也需要精确使用（Schalock & Luckasson，出版中）。

表6.3　与概念的操作性定义一致的术语

概念	与操作性定义一致的术语的使用	术语使用举例
残疾	功能显著受限会对个体造成实质性的不利影响	• 有障碍的个体（例如，"我有残疾"） • 研究、政策制定、服务/支持的提供或有限的研究领域（例如，残疾领域）
智力障碍（ID）	作为给个体的一类诊断结果或者一种"标签"，主要用于在智力功能和适应性行为方面显著受限，如概念性、社会性和实践性技能，且在发育期出现障碍的个体	• 智力障碍者（例如，"我有智力障碍"） • 研究、政策制定、服务/支持的提供或有限的研究领域（例如，智力障碍领域）
发展性障碍（DD）	作为给个体的一类诊断结果或者一种"标签"，主要用于那些符合2000年发展性障碍法案102（8）部分具体规定的重度残疾或慢性残疾的个体（参照表6.2）	• 发展性障碍者（例如，"我有发展性障碍"） • 研究、政策制定、服务/支持的提供或有限的研究领域

发展性障碍应当以一种广泛的、非分类的标签来描述22岁之前出现的特定类别的慢性残疾，或者用来描述22岁之前明显表现出来的因心理或生理上的缺陷导致3个或以上生活活动领域存有显著功能性障碍的个体，这些通常需要长期的支持与服

务。该术语使用的例子包括有发展性障碍的个体;用于界定某一特定研究领域,政策制定,服务/支持的提供的边界,或者行政管理相关的定义("全国有 5% 的人患有发展性障碍,其中有 80% 的人得到了相关支持服务")。

智力与发展性障碍(IDD)应当用来指代智力障碍与发展性障碍的结合,且涉及更广泛的障碍类别。使用该术语的例子有:"有智力与发展障碍的个体""有智力与发展障碍的儿童和成人";用于界定某一特定研究领域,政策制订,服务/支持的提供的边界(例如,智力与发展性障碍领域);或者用于特定机构和期刊命名(如,美国智力与发展性障碍协会、智力与发展性障碍杂志、美国智力与发展性障碍杂志)。

循证实践

循证实践是指基于当前的最佳证据,这些证据有可靠来源,使用的方法科学有效,这些方法源于有明确阐述且经过验证的理论或原理(Satterfield et al., 2009;Schalock et al.,2017;Schalock et al.,2010)。在第 12 版智力障碍的定义中包含了循证实践,智力功能、适应性行为和支持需求的评估,智力障碍的诊断标准,亚组分类,支持服务体系的制订和实践指南等,并且在表 2.3,表 3.5—表 3.7,表 4.5 和表 5.8 中呈现。表 6.1 呈现的循证实践综合模型整合了多类循证实践。

正如图 6.1 所示,循证实践可以增强个体功能。在这方面,第 12 版的基本前提是图 6.1 中描述的临床功能是连续的,因为智力障碍的定义规定需要对智力功能和适应性行为进行评估,这是智力障碍诊断的依据。换而言之,诊断要求对支持需求、可选的亚组分类、支持计划的制订和支持系统进行评估。支持系统不仅增强了个体功能,而且潜在影响了支持需求的后续评估。

图 6.1 中描述的临床功能是基于证据的,并且具有顺序性,在智力障碍领域的综合方法中也起着至关重要的作用。这些临床功能将在下文描述。

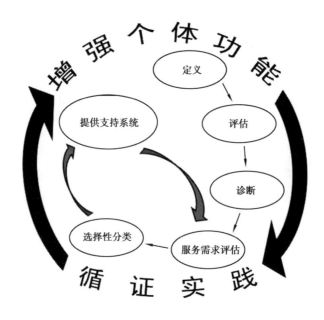

图6.1　循证实践综合模型

＞ 定　义

定义是为了精确地解释一个术语、厘清该术语的含义和边界，以及明确哪些个体符合该术语标准。术语界定的方式对相关领域的服务有重要影响。定义可明确哪些人有资格接受何种服务、是否需要承担某些责任（例如，非自愿的任务）、能否被豁免（例如，刑罚）、能否公平参与（例如避免歧视和获得公平的机会），能否享有某项福利（例如，一些社会保障福利或其他财政福利）等。由于这些重要影响，智力障碍的三个重要诊断标准（智力功能、适应性行为的显著受限以及发病年龄）的研究必须满足表3.5—表3.7中最佳实践指南的标准（见图3.5—图3.7）。

＞ 评　估

评估过程需要系统地收集相关数据，并将其用于与智力障碍诊断的决策、建议、沟通、可选择的亚组分类，以及支持系统的建立上。智力障碍综合方法的决策和建议应该是基于可靠的、有效的评估数据的。其中，图3.5和图3.6分别对智力功能、评估原则和适应性行为指南进行了解释；图5.1对支持需求进行了说明。除了这些原则和指南，智力障碍领域的综合方法还需要确保评估目的和所得评估信息的使用之间相一致，以确保智力障碍人士受益于该方法。

> ## 诊　断

智力障碍的诊断是基于智力功能、概念性、社交性和实践性技能的显著受限，并且始于发育期（即出现在22岁之前）等相关标准的。诊断智力障碍使用的循证方法是基于最佳实践指南对评估分数进行解读的。通过两类基本工具所获得的标准分数是确定个体是否符合显著受限的重要依据，标准分数通常由个别化施测的、标准化评估工具获取。首先，在智力功能和适应性行为方面，个体显著受限均是以个体得分是否低于平均值约两个标准差为依据的。其次，个人真实分数下降的置信区间或范围是以标准误差为基础的。标准误差是根据测试的标准差和测试的可靠性程度来估计的。在解释和报告分数时的最佳实践使用最好95%置信区间。例如：在标准误差为4分的智力功能或适应性行为的标准化测量中，学生获得70分，那么他真实分数的95%置信区间为62~78分（即所得分数±标准误差的2倍）。

> ## 选择性分类

分类是一种诊断后可选的组织方案，使用一个明确的框架和系统的过程，根据亚组分类的既定目标，将智力障碍人群细分。可选择的亚组分类将分类目的与确定亚组分类元素的循证指标相结合。如第4章所述，百分位分数用于对支持需求的强度进行分类，标准分数用于对概念性、社会性和实践性技能或智力功能的限制程度进行分类。

> ## 支持系统

支持系统与个人目标、支持需求一起构成个人支持计划。可以进行操作性定义和测量的支持系统元素包括，选择和个体自主性、融合环境、一般支持和专业支持（参照表5.3）。如第5章所述，有效的支持系统是一个资源和策略相互关联的网络，可以促进个人的发展，提升个人获得感，增强个人技能，增进个人福祉。支持系统具有以人为本、全面性、协调性和以结果为导向等综合性特征。

临床判断标准

临床判断标准是基于智力障碍人士的诊断，分类和支持计划的制订，进而形成高质量的、精确有效的决策和建议。临床判断将一个人的专业标准、伦理道德和提高临床医生决策和建议的质量、准确性、有效性的过程和策略相结合。此外，临床判断将对人的尊重与临床医生的培训和经验，对个体和环境的具体认知，广泛的数据以及批判性思维技能的使用相结合（Ellis et al.，2018；Luckasson & Schalock，2015；MacVaugh & Cunningham，2009；Schalock & Luckasson，2014；Tassé，2009）。

表 6.4 中列出的 10 个临床判断标准是由多种来源整合而成（具体参照 Luckasson & Schalock，2015）。这些标准中的一个或多个被纳入诊断（第 3 章）、分类（第 4 章）和支持系统（第 5 章）等相关章节中的"临床判断的作用"。

增加对个体功能的理解

自 1992 年以来，每版 AAIDD 手册中都包含了个体功能的多维模型（Luckasson et al.，1992）。手册的第 12 版从系统的角度了解个体功能，将人类功能的五个维度（智力功能、适应性行为、健康状况、社会参与和所处情境）与支持和个体功能结果的支持互动系统相结合。下节描述了智力障碍领域的综合方法如何影响我们对人类功能五个维度的理解。

表 6.4　临床判断标准

1.基于对个体的外显与内心的尊重，以及对个人及其所处情境的具体全面了解。

2.在诊断、分类、支持计划制订阶段采用最佳循证实践。

3.基于临床医生在智力发展障碍领域的相关培训和经验。

4.相关的是决策和建议是基于收集到的系统全面的数据。

5.使用批判性思维技巧，包括分析、调整、综合，系统性思维和转换性思维。

6.加强专业标准与职业道德的一致性。

7.将微观、中观和宏观系统的相关信息整合到诊断、分类和支持计划的制订方面。

8.确保诊断、分类和支持计划的制订等临床功能与所提出的具体问题、所使用的程序和策略相一致。

9.将多维度的个体功能整合到智力障碍人士的诊断、分类和支持服务中。

10.关注多维度的个体功能和与个人福祉相关的结果。

> ## 智力功能

智力功能是比"智力"或者"智力能力"内涵更广泛的术语,但比"个体功能"的内涵小。智力功能包含了智力的一般特征(如推理、计划、解决问题、抽象思维、理解复杂思想、快速学习和从经验中学习),以及标准化智力测试评估的能力,一般认为,智力功能受人体其他功能维度和支持系统的影响。表3.1中呈现了相关实例。

> ## 适应性行为

适应性行为作为智力障碍支持综合方法中的一部分,①以大量的实证研究为基础,验证了适应性行为的三方模型(由概念性、社会性和实践技能三方构成);②适应性技能一直在发展且它的复杂性随着年龄增长也在不断增加,并与具体情境的需求相关;③经验证据强调适应性行为和智力功能是不同且相互独立的结构。关于适应性行为与智力功能之间关系的讨论,以及二者统计关系,参照第3章。

> ## 健康状况

健康状况作为智力障碍领域综合方法的一部分,由身体完整性、精神福祉和社会福祉等方面决定。在第11版AAIDD手册(Schalock et al.,2010)的第2、11章中,首次讨论了关于健康状况的综合方法,该方法中包含了对健康状况以及智力障碍支持需求的当前理解。这些视角主要从医学(侧重于病理生理学)、功能性(功能性活动的异常)、社会性(障碍由社会环境以及个体多样性间的不适配造成)和健康状况(由医疗保健服务可及性的不同或环境的影响造成)等视角出发。这些不同视角为各种类型的健康问题构建了一个框架,同时在AAIDD手册第11版中也有相关讨论。这些问题涉及个人的物质福祉、心理和行为福祉、社会和环境福祉以及精神福祉。

第11版AAIDD手册中还引入了社区健康支持模式,该模式参照了国内外关于智力障碍人士社区护理的目标界定(Coulter,1996,2005;Meijer et al.,2004;Office of Surgeon General,2002)。该模式包含了对支持需求的评估,将预防作为一种支持形式,并且确定障碍行为的致因以及对健康结果的评估。

随着相关领域的不断发展进步,智力障碍领域的综合方法中增加了与健康状况有关的内容,主要包括:标准化支持需求评估量表的进一步完善(例如,Arnold et al.,2015;Thompson et al.,2015;Thompson et al.,2016);病原学概念的扩展,其中包含了和生物医学、心理健康教育、社会文化和公平正义四种智力障碍理论视角相关的风险因素(参照表6.1);基于智力障碍四种理论视角而采取的干预和支持服务(参照表6.1);

健康状况的详细说明（参照表 5.6）。结合健康理论和社区健康支持模式，这些发展都强调了智力障碍领域的综合方法对智力障碍人士和个体健康状况的益处。这种方法包含了自我决策和正常化原则、支持服务范式、障碍的整体特征及其缓解措施，以及通过获得社区内的社会角色来改善健康状况等。

健康状况作为智力障碍领域综合方法的一部分，为同时有智力障碍和其他精神障碍的个体（有时称为"共病"）提供了他们所需的复杂支持服务的一个整体框架。众所周知，智力障碍者也可能表现出一般人群会出现的各种精神障碍（Fletcher et al.，2016）。智力障碍和精神障碍可以共存，并且障碍之间的相互作用会加重两类障碍的程度，从而产生复杂的临床管理问题，造成不良的健康状况，降低结果的价值性。据估计，超过 40% 的智力障碍人士同时有其他并发的精神障碍（Cooper et al.，2007；Fletcher et al.，2016；Reiss，1994）。

解决智力障碍和精神障碍共发问题的整体框架参数，包括如上所述的健康领域的综合方法，表 6.1 总结了关于智力障碍的多重视角，以及第 5 章中讨论的以人为本的支持方法。表 6.5 列出了与每个框架参数相关的潜在支持活动。

＞ 社会参与

AAIDD 手册的第 11 版（Schalock et al.，2010）认为"社会参与"是个体功能的一个维度，具体表现为人们参与日常生活中的各类活动。第 11 版讨论的社会参与还包括：①对个体功能的重要性；②对个体学习的重要性，并且是个体在环境中发展和成长的核心特征（Dunst et al.，2006）；③指在家庭生活、工作、教育、休闲以及精神和文化活动等领域的角色和互动；④包括特定年龄组的社会角色规范；⑤通过对日常生活参与度的直接观察体现。

基于 Dijkers（2010）和 Dean 等人（2016）以往的研究数据（在 2001 年和 2015 年之间出版），确定了社会参与的另外两个方面。一方面和参与的领域有关，包括休闲、家庭、工作、教育和精神、文化生活。另一方面和参与的主题有关，包括有意参与、选择与控制、个人和社会责任、参与机会。

表 6.5　针对智力障碍和其他精神障碍解决方法的整体框架

参数	潜在的支持性活动
健康领域的综合方法	• 包含适合个人的综合方法,具体包括个人的物质福祉、心理和行为福祉、社会和环境福祉以及精神福祉 • 实施社区健康支持模式,包括评估个体的支持需求,提供干预措施,并且评估健康结果 • 采用全面性的干预和支持措施,具体包括特制饮食、二级干预活动、医药护理以及心理健康干预
智力障碍的多重视角	• 生物医学:采用上述全面的干预和支持策略 • 心理健康教育:关注个人发展、心理咨询、特殊教育以及信息和辅助技术的使用 • 社会文化:最大限度地提供支持,增强环境的丰富性和适应性 • 公平正义:确保个体的合法权利,参与以人为本的支持计划,倡导法律法规和司法决定,使具有患共病的个体获得人权和法律保障,保证机会平等以及获得适当的支持系统
以人为本的支持服务提供方法	• 对智力障碍人士而言,支持计划制订与服务提供应重点关注"对他重要"和"为他好"的内容,并确定哪些支持内容应保持不变(即维持),哪些内容需要调整(即新增或修订) • 制订个别化服务计划,且与个人目标、支持需求、支持策略和结果的价值性保持一致 • 实施包含自主性和个人选择、融合环境、一般支持和专业支持(参照表 5.3)

> 所处情境

在 AAIDD 手册的第 10 版中首次强调情境对于个体功能的作用(Luckasson et al.,2002),并且与 ICF 障碍模型保持一致(Buntinx,2006;WHO,2001)。AAIDD 手册第 10 版和第 11 版对情境反复强调,认为情境是由与人们日常生活有关的部分组成的。随着智力障碍研究与实践的发展,情境在智力障碍领域综合方法中的作用不断扩大。情境作为整体框架,既可以是自变量也可以是中介变量。作为自变量,情境包含了一些通常不可操纵的个人和环境特征,如年龄、语言、文化、种族、家庭等。作为中介变量,情境包括一些可以增强个体功能和有益结果的可操纵性变量,如组织、系统、社会政策和实践措施等(Shogren et al.,2014)。

作为一个整体框架,情境具有多层次性、多因素性、互动性等特点(Shogren et al.,2020)。多层次性是指多种生态系统对个体功能的影响。这些影响之间相互联系,具体包括直接的社会环境,如个人、家庭、亲密朋友和支持者(微观系统);提供支持的邻居、社区或组织(中观系统);以及更大的服务/支持系统,如文化、社会、国家或社会政治等(宏观系统)。

情境的多因素性强调可以增强个体功能和个人福祉的可操纵性情境因素。根据其影响主要在个人、组织还是系统,表 6.6 列出了一些重要因素(Shogren et al.,2015)。

表 6.6　影响个体功能和个人福祉的情境因素

个人层面(微观)	组织层面(中观)	系统层面(宏观)
• 个人优势/价值 • 社交 • 家庭参与 • 选择/机会 • 决策支持 • 自主性 • 增强性交流系统 • 信息使用和技术辅助 • 一般支持	• 服务和个人支持目标与评估的支持需求保持一致 • 以人为本的计划 • 以个体为中心的支持计划 • 环境适应 • 强调公平、赋权、融合和自主性的组织政策	• 社区接触和社会参与 • 基于社区的替代方案 • 生活与就业支持 • 公平公正的法律系统 • 合法权利与保障 • 交通工具的可用性 • 以人为本、以支持为中心、以结果为导向的公共政策

情境的互动性表明不同层次因素以不同的方式相互作用,从而影响个体功能和个人福祉。互动性是指在生态系统和多因素情境间产生的相互作用或影响。例如,个人特征之间的相互作用,如智力功能、适应性行为、就业或生活状态,使用辅助沟通系统提高语言表达受限人群的沟通水平,使支持系统的要素与评估支持需求保持一致,以增强个体功能,或者使用决策支持来帮助决策困难及解决问题困难人群。(Shogren et al,2020;Shogren et al.,2018）。

情境的互动性表明不同层次、不同形式的互动对个体功能和福祉有重要影响。互动是一种发生在生态系统和多因素情境中的交互的行为或影响。

情境的互动性表明,不同层次因素以不同的方式相互作用,从而影响个体功能和个人幸福感。互动性是指在生态系统和多因素情境间产生的相互作用或影响。例如,个人特征之间的相互作用,如智力功能、适应性行为、就业或生活状况,使用增强性沟通系统提高语言表达受限人群的沟通水平,使支持系统的要素与评估支持需求保持一致,以增强个体功能,或者使用决策支持来帮助决策困难或者解决问题困难人群决策。（Shogren et al.,2020;Shogren et al.,2018）

对于不同层次、不同因素的交互性情境的理解同样可以用于理解在实施智力障碍综合方法时的潜在因素。例如:在命名智力障碍时不同的术语的使用(紊乱、障碍、神经发育异常);社会-情绪情感发展(个体功能的一个方面)的重要性(Baurain & Nader-Grosbois,2012,2013;Dosen,2005a,2005b;La Malfa et al.,2009);在相关资源有限的国家使用行为指标帮助指导临床判断(Tassé et al.,2019);以及情境对有关障碍的政策发展、制定、评估的综合方法的重要影响等(Verdugo et al.,2017)。

有益结果的共同愿景

智力障碍领域的综合方法通过最佳实践将个人目标、支持需求以及支持服务系统要素与结果价值的测量保持一致,从而增强有益结果。有益结果的共同愿景强调智力障碍人士的参与,在这个过程中充分关注个体功能的多个维度,以及智力障碍的四种理论视角。

表5.6列出了与个体功能维度(智力功能、适应性行为、健康、社会参与和情境)相关的结果。表6.7列出了关于智力障碍的四种理论视角的相关结果。

具体有益结果的选择取决于与社会期望相关的因素、干预和支持服务的可用性、个人的目标以及结果评估系统的可用性。实践指南中与有益结果评估有关的内容包括:①使用成熟的和经过验证的概念模型,②使用具有文化敏感性的指标,③使用多元方法,包括定性和定量研究方法,④呈现评估流程的心理测量学特性,⑤聘用能胜任评估工作的专业人员,⑥让智力障碍人士及其家人参与评估/评价过程(Claes et al.,2009;Gomez & Verdugo,2016;Hartley & MacLean 2006;Verdugo et al.,2005)。

表5.6中列出了与个体功能维度相关的结果,表6.7中列出的与智力障碍的四种

理论视角相关的结果，反映了对智力障碍人士有益结果的整体视角。这种视角超越了简单的衡量标准，加入了与个体功能维度和智力障碍相关的不同视角。此外，表 5.6 和表 6.7 中设想了积极生活体验的结果，并提供了个人福祉的指标。

智力障碍领域综合方法的职业责任

智力障碍领域综合方法是将最新理论知识和最佳实践结合以形成一套系统方法，用于智力障碍人士的定义、诊断、分类和为智力障碍人士制订支持计划。如本手册中所述，智力障碍领域的综合方法是一个整体框架，该框架整合了智力障碍的不同视角，包括精确术语、循证实践、临床判断标准、对个体功能的深层理解，以及对有益结果的共同愿景。

智力障碍领域综合方法的六个要素及其益处是个体职业责任的重要部分，应该融入专业培训和实践中。具体包括：

（1）采用包含智力障碍四种理论视角的整体框架，可以更好地了解不同专业人员使用的概念、残疾的多种成因、重要风险因素以及多学科专业人员和支持团队提供的干预措施和支持。整体框架还可辨别出生活、学习、工作和生活等多个层次（微观、中观和宏观）的影响，并且需要提供与这些层次相关的支持系统。

（2）精确术语的使用可以增强智力障碍人士及其家人、临床医生、教师、支持提供者以及政策制定者和研究人员之间的沟通。此外，精确术语的使用可以：①增加对个体功能多个维度的理解；②明确残疾相关概念的异同；③协调政策的制定、实施和评价；④进行有益结果的操作性界定；⑤促进具体的干预措施和支持的目标实现；⑥提高决定和建议的准确性和有效性；⑦对残疾相关概念进行操作性界定，促进研究工作的开展。

（3）使用循证实践可以提高智力功能、适应性行为和支持需求评估的可靠性和有效性。此外，循证实践还可以：①提高诊断决策的精确度，尽可能减少潜在的误诊；②如果进行亚组分类，确保分类范围和分类类别以经验为基础，并与亚组分类的目标相联系。

（4）使用临床判断标准来：①指导智力障碍人士的诊断、分类和支持计划的制订，②将专业标准和职业道德与增强质量、准确性、有效性、职业决定和建议的过程和策略相结合。

（5）了解个体功能的维度，使专业人员能够：①掌握个体功能的多个组成部分；

②提供支持系统以增强智力功能和适应性行为,改善健康状况和促进社会参与等;③利用情境因素来增强个体功能和有益结果。

(6)为智力障碍人士设想结果的价值性,将个体置于服务/支持提供系统的中心,并要求:①最佳实践与个人目标、个体支持需求、个性化支持和有价值的结果类别相一致;②专业人员根据个体功能的维度和智力障碍的理论视角,进行定义的操作性界定和结果的价值性的评估。

实践指南

本章和整个第 12 版中阐述的智力障碍支持综合方法为增进我们对智力障碍的理解,通过实施支持服务系统更好地改善或减轻障碍,定义和评估智力障碍人士的有益结果奠定了坚实的基础。此外,智力障碍领域的综合方法还有望解决智力障碍人士及其家庭面临的许多问题。主要包括:①诊断的悖论,不仅需要评估个体的优势,还要评估个体的障碍,以及潜在后果;②意识到人们可以通过多种方式了解彼此;③认识到科学诊断往往只看到个体的某一方面;④帮助诸多智力障碍者理解障碍对他们自己、他们的家人以及社区的真正含义;⑤以往的分类中往往强调分类本身,如分类后的污名化等;⑥建立社区本位的支持体系,并在必要时为个体提供长期的支持服务;⑦利益相关者共同致力于提升个人的有益结果与生活质量。每一个问题的解决都需要我们从内心去审思,从行动去践行,并充分考虑智力障碍人士以及他们的家人所遭受的偏见与歧视。(Akrami et al.,2006;Kaufman & Anastasiou,2019;Morin et al.,2013)。

表 6.7 中实践指南的目的是促进智力障碍支持综合方法的使用,帮助利益相关者应对上述挑战。实践指南由综合方法的各要素构成。

本手册提到的实践指南,能对智力障碍领域产生多大的积极影响取决于社会对残障概念的理解、社会政治经济状况和社会发展状况、对变化的接受程度、障碍者自身及其家庭和专业人员等诸多因素。第 12 版是为了提供一个科学合理的框架,用于指导智力障碍的定义、诊断、分类和智力障碍人士支持计划的制订等,这个框架将在不同学科、不同人群以及不同地域得到推广。就其核心而言,这一框架建立在个体功能的发展和改进的潜能之上;使用循证实践;与残障相关的政策和实践需要以人为中心,以支持为基础,以结果为导向;以及所有人对智力障碍人士的共同愿景,该愿景包括能力、机会、支持系统、公平以及个人结果的价值性等。

表 6.7　促进智力障碍领域综合方法的实践指南

1.整合关于智力障碍的多重视角（生物医学、心理健康教育、社会文化和公平），包括使用的主要概念、假定的障碍成因、确定的风险因素以及相关的干预措施和支持。

2.使用智力障碍相关的精确术语并且进行操作性界定，以此来加强沟通、建议和决策。

3.使用循证实践增加信息的可靠性和有效性以促进个体功能。

4.使用临床诊断标准来促进有效的高质量决策和建议的提出。

5.将个体功能的各个维度与支持系统和有益结果结合起来。

6.基于个体功能的多维度和有关智力障碍的四种理论视角，形成对智力障碍有益结果的共同愿景。

术语表

适应性行为(Adaptive Behavior):由人们日常生活中学习并表现出来的概念性、社会性和实践性技能组成。适应性行为的特点有:①随着年龄的增长日益发展和复杂;②由概念性、社会性和实践性技能组成;③与年龄期待和特定社会环境中的需求有关;④要根据个体在家庭、学校、工作或闲暇时间的典型行为进行评估,而非最优行为表现;⑤参照其他同龄人在社区中的典型行为进行评估。

发病年龄(Age of Onset):智力障碍确诊的时间。本册的定义中,智力障碍的发病年龄要求是出现在发展期,且诊断年龄在22岁之前。

评估(Assessment):评估包括系统地收集用于决策、建议以及诊断所需相关信息,诊断后的亚型分组,以及建立支持系统的过程。

定义假设(Assumptions Regarding a Definition):定义中的重要部分,假设阐述了定义产生的基础,并说明了应用的原则。

最佳实践(Best Practices):对于循证知识的充分应用。

边缘智力障碍(Borderline Intellectual Disability):一个过时的术语,曾指技术上不符合智力障碍人士诊断标准,但具有智力障碍人士的特征与支持需求的一类人。

卡特尔-霍恩-卡罗尔(CHC)智力模型[Cattell-Horn-Carroll(CHC)Model of Intelligence]:此模型整合了两种经典智力理论,即卡特尔和霍恩的流体智力和晶体智力理论,以及卡罗尔的三层次智力理论。晶体智力(Gc)是指储存的知识和信息,流体智力(Gf)是指推理和解决问题的能力。卡罗尔的三层次智力理论假设一般智力(g)在包含了广泛的二阶阶层能力的金字塔结构的顶端。

分类(Classification):分类指运用一个明确的框架和系统的过程根据既定的重要目标将已经确诊的智力障碍人士细分为更小的组(子类)。另请参见"亚组分类""亚组分类边界"和"亚组分类框架和流程"等术语释义。

临床判断(Clinical Judgment):临床医生用来提高其决策和建议的质量、准确性和有效性的过程和策略。临床判断是以尊重人为前提,基于临床医生的能力和经验、基于对人及其背景的具体了解,以及对大量数据的分析,运用批判性思维能力的特殊判断形式。临床判断在诊断、分类、规划支持和智力障碍识别的综合方法中都有重要作用。

临床判断标准（Clinical Judgment Standards）：临床医生应该遵循指导方针和原则，以给智力障碍人士诊断、分类和规划支持，提供高质量、有效和准确的决策与建议。详细标准见表6.4。

临床判断策略（Clinical Judgment Strategies）：一套用于提高临床医生对特定病例决策或建议的质量、有效性以及准确性的方案或措施。这些策略包括澄清和准确地说明现有问题、查阅完整病史、进行广泛的基础性评估，以及综合分析所获得的信息。

临床医生（Clinician）：一个符合以下要求的人：①接受过相关培训；②从事临床活动（诊断、分类、规划支持）；③具备专业标准、职业道德和循证实践、临床判断的能力。

概念性技能（Conceptual Skills）：包括有关解决问题、语言、阅读和写作，以及金钱、时间和数字概念的适应性技能。

置信区间（Confidence Interval）：个人真实得分所在的统计区间或范围。由于任何测试都有一定的测量误差或不精确性，因此使用置信区间建立一个统计范围，在该范围内，个人的真实得分会下降。采用测量的标准误差（SEM）确定此置信区间。标准误差是根据测试的水平偏差和测量的准确性来进行估计的。最佳实践建议使用95%的置信区间来解释所有获得的标准分数（即实得分数±2个标准误差）。

结构（Construct）：基于观察到的现象或通过整合元素而形成的抽象或一般的概念。

情境（Context）：人们日常生活中所依附的相互关联的物理环境。情境可以被视为：①一个独立的自变量，包括通常不被操纵的个人和环境特征，如年龄、语言、文化和民族及家庭；②一个介于中间的变量，可以被控制以增强个体功能和个人成就，包括组织、系统和社会政策及实践；③一个整合的概念，为分析个体功能，规划支持系统，制定残疾政策，以及说明对个体功能和个人成就带来的积极和消极影响。

临界标准分数（Cutoff Score）：用来决定边界性得分是否应被诊断为智力障碍的"显著局限性标准"边界。这个近似的截止分数决定了谁"是"或"不是"智力障碍者。由于固有的测量误差，截止分数不应被解释为绝对值。

数据驱动程序（Date-Driven Procedures）：使用标准化的评估工具和系统，以合理、公开的过程来评估：①支持需求的强度；②概念性、社会性和实践性技能中适应性行为限制的程度；③智力功能方面的限制程度；④确定亚型类别。

定义（Defining）：准确地解释一个术语，并确定该术语的含义和界限。

发展性障碍（Developmental Disability）：一种严重的、慢性障碍，发展性障碍的个体通常：①由精神障碍或肢体障碍或精神和肢体障碍共同导致；②在22岁之前表现出来；③很可能伴随终身；④会导致下列三种或三种以上主要生活活动领域的重大功能限制:自我照料、语言的理解与表达、学习、出行、自我引导、独立生活和经济独立等；⑤反映了个体对特殊的、跨学科的、一般的服务、个性化的支持或其他终身或持续较长时间的援助的组合和系列的需要。

发育期(Developmental Period):与智力障碍诊断中的发病年龄标准相关,本手册中的发育期指个体 22 岁之前。将发病年龄界定在发育期整合了四种不同视角来理解和定义发育期:①病原学的角度,关注生物医学、产期或产后可能发生的生物医学、社会、行为或教育风险因素;②功能的视角,关注适应性行为和智力功能的发展轨迹;③文化的视角,强调与社会和家庭互动、教育参与、生涯发展和承担成人角色相关的社会因素和社会角色;④行政的视角,确定了有资格接受服务与支持的年龄标准。

智力障碍的诊断(Diagnosis of ID):智力障碍诊断需要同时满足以下条件:个体在智力功能和适应性行为(包括概念、社交、实践技能)方面都存在显著限制,并发生于发育期。判断智力障碍的主要目的是准确地捕捉和表达出个体存在智力障碍的元素,进而确定个体获得相关福利、服务和支持的资格,监测健康状况、跟踪发病率和流行率,并研究智力障碍人士生活中的重要特性。

残疾(Disablilty):广义上指给人造成实质性不利影响的显著功能障碍。显著功能障碍包括:①反映出人体功能方面的缺失与障碍;②对个人构成显著不利;③受环境变量影响;④可通过干预和支持,或通过减少阻碍机会、公平和包容的情况来缓和(即减少或减轻)。

《精神障碍诊断与统计手册》第 5 版(DSM-5):由美国精神病学协会(APA,2013)出版。DSM-5 列出了精神障碍的诊断标准,并一直遵循美国智力与发展性障碍协会对智力障碍的定义。

生态视角/系统(Ecological Perspective/Systems):影响人类功能的四层次生态系统。这四个层次分别是:①微观系统:包括直接的社会环境,例如个人、家人、朋友、同事和密切的支持人员;②中观系统:包括邻里、社区或提供服务/支持的组织;③宏观系统:是文化、社会、更多人口、国家或社会政治影响的总体模式;④时间系统:反映个人和多个系统随时间的相互作用。

受教育史(Educational History):全面审查学校记录,包括:①教师的学术、社会和行为的评论和评级;②包括资格评估在内的定期测试和其他评估的结果;③可能引发家长/教师会议的失败模式或表现模式;④概念建立、社会交际或实际适应技能困难的依据;⑤学生使用过的特殊教室或改造后的教室;⑥参考残疾诊断。

病因(Etiology):起源或起因。摒弃"病因学"一词,第 12 版的美国智力发展障碍协会手册中使用了生物医学、心理教育、社会文化和公平正义观点等相关风险因素的多重视角对智力障碍的病因进行描述。表 6.1 列出了不同理论理解下与智力障碍相关的风险因素。另请参见"风险因素"释义。

循证实践（Evidence-Based Practices）：基于当前最佳证据的实践，这些证据有可靠来源，使用的方法科学有效，这些方法来源于明确阐述且经验证的理论或基本原理。

假阴性诊断（False Negative Diagnosis of ID）：一个人实际上是智力障碍，但没有确诊且未登记在册。

假阳性诊断（False Positive Diagnosis of ID）：一个人被错误地诊断为智力障碍，但实际上不是智力障碍。

弗林效应（Flynn Effect）：由于在智商测验中使用了过时常模，智商测试得分逐年增加的现象。"弗林效应"（即使用了过时常模）对智商测验分数的解读存在潜在问题，故建议当智商测验中使用过时常模作为诊断标准时，我们需要对常模年龄进行校正。根据已有经验，自上次测试标准化（即上次常模确定）以来，人群智商得分每年约提高 0.3 分。

智力障碍的功能学（Functional Approach to ID）：理解个体功能的系统视角，其中包括个体功能维度、交互式支持系统和个体功能的结果。

轻信（Gullibility）：许多智力障碍人士的一种特征，包括被他人成功地愚弄、捉弄或哄骗。

个体功能（Human Functioning）：泛指个体所有生活活动的概括性术语，包括身体结构和功能、个人活动和参与。第 12 版的 AAIDD 手册强调人体功能的多维模型，包括五个维度（智力功能、适应性行为、健康、参与和情境），并反映了个别化支持所发挥的交互和动态作用（见图 1.1）。

个体功能维度（Human Functioning Dimensions）：个体功能多维模型的五个维度。这五个维度涉及智力功能、适应性行为、健康、参与和情境。

《国际疾病分类》第 11 版（ICD-11）：由世界卫生组织出版。ICD-11 使用的术语是"智力发展异常"，而非"智力障碍"。虽然 AAIDD 手册和 ICD-11 中的病情标准是高度一致的，但术语上的差异反映了它们的不同目的。ICD-11 的目的是提供疾病的国际分类、其病因清单和收集健康数据的框架。

个别化教育计划（Individualized Education Program）：旨在满足学生学习需求的书面文件，通过包括学生和家庭在内的特殊教育团队的努力而创建，需定期进行审查。

知情者（Informants）：请参见"调查对象"释义。

有关智力障碍支持的综合方法（Integrative Approach of ID）：一个整体框架，包含了对智力障碍的理论视角、精确术语、循证实践、临床判断标准、对人体功能的更多理解,以及对有价值结果的共同愿景。

智力障碍(Intellectual Disability,ID):一种以智力功能和适应性行为的显著受限为特征的障碍,其中适应性行为的限制表现为概念性、社会性和实践性技能方面。这种障碍初现于发育期,其操作性定义为在个体年满 22 岁之前。以下五个条件对于该定义的应用至关重要:①在界定个体当前功能时充分参照了与个体同龄的伙伴在相应社区环境和文化背景中的表现;②有效的评估考虑文化和语言多样性,以及沟通、感觉、运动和行为因素的差异;③在个体内部,局限通常与优势并存;④描述限制的主要目的是确定所需的支持;⑤有适当的个别化支持时,智力障碍人士的生活功能一般会得到改善。

智力和发展性障碍(Intellectual and Developmental Disabilities):是智力障碍和发展性障碍在更广意义上的结合。

智力功能(Intellectual Functioning):包含智力的共同定义特征、目前通过标准化智力测试评估的能力,以及受到其他人体功能维度和支持系统影响的的共识性术语。因此,智力功能比智力或智能的概念更广泛,但相比人体功能更窄。

智力(Intelligence):包括推理、计划、解决问题、抽象思维、理解复杂思维、快速学习和经验学习的一般性心理能力。

智商(Intelligence Quotient):从一套标准化测试中得出的标准分数,用来衡量相对于同龄人的智力。在本手册中,智商总体得分被用于:①作为智力功能的代理指标;②满足智力障碍诊断的三个标准之一;③描述智力功能的限制程度。

生活功能(Life Functioning):个体在承担日常责任和实现个体目标方面的整体成功水平和满意度。生活功能反映了一个人的终身学习经历、情感反应、人际关系、社会角色、支持和生活的其他方面。请参见"个体功能"释义。

不良适应行为(Maladaptive Behavior):被称为问题行为、挑战性行为或困难行为的行为。不良适应行为不是适应性行为的一个特征或领域。

测量误差(Measurement Error):由于成熟常模(如"弗林效应")、实践效应、渐进误差、疲劳效应、管理/检查者错误和/或隐性偏差等因素,获得的分数的差异。另请参见测量过程中的练习误差和标准误差。参见"渐进误差"和"标准误差"释义。

病史(Medical History):全面审查与个人和家庭成员健康有关的所有记录;个人和近亲生育的产前、围产期和产后情况;所有早期问题或诊断;包括药物处方在内的所有医疗干预;基因或其他筛查;伤害;家庭的酗酒或药品相关史;毒素接触史;其他关于身体发育或者精神障碍的病史。

智龄(Mental Age):起源于智力测试发展历程中的一个短语,曾用于将任意年龄的智力障碍儿童与非智力障碍儿童进行比较。通过智商测试中的每个问题或项目确定大多数孩子能够正确回答的年龄来实现的。这个短语现在很少使用，因为它没有考虑到智力标准化评估的发展以及个体尊严、生活经历、身体发育和成人期望。

智力落后（Mental Retardation，MR）：智力障碍的早期术语。智力障碍这一术语包括的对象，从数量、种类、级别、类型和障碍持续时间，以及个别化服务和支持的需求等方面来看，与之前诊断为"智力落后"的对象相同。此外，目前或曾经可被诊断为智力落后的，同样可以被诊断为智力障碍。

微观、中观和宏观系统（Microsystem，Mesosysrem，and Macrosystem）：参见"生态学视角/系统"释义。

个体功能的多维模型（Multidimensional Model of Human Functioning）：整合个体功能的维度、支持系统和个体功能结果（见图1.1）。

天真（Naiveté）：过度信任他人，不成熟、纯真或缺乏经验。

命名（Naming）：在某物或某人身上附加特定术语（如智力障碍）。命名是一个传递了许多价值情感和人际关系信息的重要过程。

神经多样性（Neurodiversity）：神经功能在社交能力、语言交流、学习、注意力、情绪和其他心理/行为功能方面存在显著差异。这些差异可能涉及注意力缺陷多动障碍或自闭症谱系障碍。

操作性定义（Operational Definition）：在观察和测量的基础上定义某一概念。

结果（Outcomes）：由某些活动、干预、支持或服务给个人、家庭或社会带来的变化或益处。本手册强调并描述了两类结果：①个体功能结果（见表5.6）和②与智力障碍的四种理论观点相关的结果（见表6.7）。另见有"有价值的结果"释义。

参与（Participation）：个体功能的一个方面。参与是指有意义地参加、选择和控制个体和社会责任，以及休闲、家庭生活、工作、教育、精神和文化活动的机会和途径。

个人支持计划（Personal Supports Plan）：提供支持体系的系统、综合的方法，旨在促进个人发展并使其受益，增强个人功能和福祉。

关于智力障碍的观点（Perspectives on Intellectual Disability）：从生物医学、心理教育、社会文化或公平正义的角度来理解和改善智力障碍。具体内容表述详见表6.1。

实践指南（Practice Guidelines）：基于当前研究、专家意见和同行评审出版物的共识政策和实践。本手册各章末尾提供的实践指南旨在：①促进关于智力障碍者的定义解释、诊断、分类和计划支持的最佳实践；②为残疾政策的制定、实施和评估提供综合性方法；③提出智力障碍相关研究的整体框架；④将基础概念与重要的政策实践相联系；⑤促进智力障碍人士的功能增强和个人福祉。

适应性技能（Practical Skills）：适应性技能，包括日常生活活动（个人护理）、职业技能、钱币使用、安全、医疗、交通/旅行、日程安排、日常事务以及电话使用等。

职业道德（Professional Ethics）：描述职业道德行为体系的一套原则，以及一套公认的职业行为准则。

职业责任（Professional Responsibility）：职业责任超越职业道德和标准。职业责任包含对于智力障碍人士所持的五种观点；用以增进沟通理解的精确用语；利于提高决策和建议的可靠性与有效性的循证实践；促进形成高质量且有效精确决策建议的临床诊断标准；旨在提升智力障碍人士发展成果的共同愿景，以及以智力障碍人士为中心的服务支持系统的构建等。

职业标准（Professional Standards）：为专业活动（如评估专业实践、人员准备、认证和质量控制）提供基本的权威标准。

渐进误差（Progressive Error）：由于进行多次或重复各种测试与评估而导致的参与者反应（得分）的变化，主要包括顺序效应、练习效应或疲劳效应。渐进误差可以是线性的（即影响可以绘制为直线）或非线性的（即影响可以绘制为曲线）。

智力功能与适应性行为之间的关系（Relation Between Intellectual Functioning and Adaptive Behavior）：智力功能和适应性行为是截然不同的独立结构，只有些许相关性。在智力障碍的诊断中，智力功能和适应性行为受到同等重视和考虑。

信度（Rellability）：测试或评估工具测量一致性的依据。

调查对象（Respondents）：包括熟悉个案的人，一直对个案进行正式观察的人，在不同的环境条件下观察个案的人，以及向进行适应性行为访谈和对服务需求进行评估的专业人员提供信息的人。

回顾性诊断（Retrospective Diagnosis）：个案在年满 22 岁后诊断为智力障碍，且该个体在发育期间未曾正式确诊为智力障碍。对于此类诊断，临床医生应分析多种信息来源，包括教育史、病史和社会交往史，以确定在发育期间是否存在智力功能和适应性行为方面的严重障碍。第 3 章讨论了进行回顾性诊断的重要指南。

风险因素（Risk Factors）：可能导致智力功能和适应性行为显著受限的因素。风险因素包括染色体异常（遗传）、头部损伤或致畸因子（生物医学观点）；养育过程、缺少早期干预，或缺乏个人成长和发展的机会（心理教育观点）；社会态度、贫困环境或隔离环境（社会文化视角）；社会不平等、不公正、歧视或权利被剥夺（正义公平视角）。

服务（Services）：有组织地提供支持、指导、治疗或其他形式的帮助。

适应性行为显著受限（Significant Limitations in Adaptive Behavior）：在智力障碍的诊断中，"适应性行为显著受限"的标准是指在适应性行为领域的三大方面（概念性、社会性或实践性）中，至少有一方面的得分低于平均值约 2 个标准差。

智力功能显著受限（Significant Limitations in Intellectual Functioning）：在智力障碍的诊断中，"智力功能显著受限"的标准是指一个智商测验的总体得分低于平均值约 2 个标准差。

残疾的社会生态学模式（Social-Ecological Model of Disability）：关注人与环境的互动及其对人体功能的影响。个人能力和背景需求之间的一致性以及系统化支持的提供能够促进个体功能发展。

社会成长史（Social History）：全面回顾个案社会经历的相关信息，包括该潜在残疾的发展轨迹；在家庭和社区中的角色；以及与家庭、邻居和其他人之间的关系。社会经历与个人的病史和教育史结合运用，包括其优势和局限性。

适应性技能（Social Skills）：适应性技能，包括人际交往技能、社会责任、自尊、易受欺骗、天真（如警惕心）、遵守法律规则、避免受到伤害以及解决社会问题。

标准差（Standard Deviation）：数据分布或离散度的指数，或一组数据中平均分数的变化量。

标准误差（Standard Error of Measurement，SEM）：与预设个案所得"真实分数"的差距。SEM 仅适用于标准化测试所得的分数，且可以通过测试的标准偏差和测试的信度来估计。SEM 通常会因测试、障碍类别亚组和年龄组而异，其应当被用于建立数据的置信区间，且在该区间内，个案的真分数会下降。最优方案是使用 95% 的置信区间解释所得的标准分数（即在所得分数中加上或减去 2 个 SEM）。例如，参照在 SEM 为 4 的智商或适应性行为评估工具中获得的标准分数为 70，准确来讲这个 70 并不是精确的分数，而是至少以 2 个 SEM 单元为参数的分数范围（即分数范围为 62~78，95% 的概率）。对个人真实得分下降范围的报告，不仅仅是单纯的一个分数，它还代表了智力和适应性行为评估工具使用的准确性以及有关智力障碍的最佳诊断标准。95% 的置信区间（即分数范围）必须是有关智力障碍诊断的任何决定中的一部分。

标准分数（Standard Score）：将原始分数转换为基于比较或参考常模团体的标准分数量表。标准分数的例子有：Z 分数，平均值为 0，标准偏差为 1；标准分数，平均值为 100，标准差为 15。

亚组分类（Subgroup Classification）：根据以下内容系统地划分子类：①对支持服务需求的强度；②概念性、社会性和实践性技能适应性行为方面的受限程度；③智力功能的受限程度。亚组分类需在明确的框架和系统的过程中进行、服务于重要目的、对个案有益、在相关信息基础上，且能够更好地理解个体需求。

亚组分类边界（Subgroup Classification Bands）：用标准化评估工具获得的分数，

该工具确定了所采用的亚组分类的边界(即"带")。基于经验的支持强度等级依照百分位数;基于经验的智力功能和适应性行为水平等级依照标准分数。

亚组分类框架和流程(Subgroup Classification Framework and Process):一个明确的框架,将亚组分类的具体目的与系统流程的每个部分相联系。智力障碍的亚组分类的三个目的,一是表现对支持服务的需求强度;二是表现适应性行为在概念性、社会性和实践性技能方面的受限程度;三是表现智力功能的受限程度。对于每个亚组分类的目的,系统流程包括:①确定亚分组的重要目的;②将相关数据集与分组目的相匹配;③描述用于亚组分类的数据驱动程序;④使用基于经验的亚组分类带建立亚组分类的类别。

支持需求(Support Needs):个体参与普通人活动所需支持的模式和强度。通过标准化支持需求量表对其进行评估,该量表提供了有关支持需求形式和强度的信息,包括标准化支持需求分数。个人支持需求的标准化评估提供了可用于多种目的的信息,包括支持规划、支持提供、资源分配、供选择的诊断后亚组分类和结果评估。

支持需求集群(Support Need Clusters):对支持需求的形式和强度进行标准化评估后,发现相似支持需求,并将其划分为同一支持需求服务类群的模式。支持需求集群通常通过聚类分析来确定,聚类分析是一种统计技术,旨在将异构组划分为更小的同质子组。

支持系统(Systems of Supports):促进个体发展和利益增长、增强个体功能和幸福感的资源和策划的互联网络。有效的支持系统包括:①以个体为中心、全面、协调、以结果为导向;②包括选择和个人自主性、融合环境、一般支持和个别化支持。

技术的适宜性(Technical Adequacy):评估工具的基本要求。标准包括内容和结构效度、测量的可靠性和稳定性、标准分数、预测效度以及评估对象的适宜性。

真分数(True Score):在经典测试理论中,真分数是个体在评估工具上假设的精确分数。一个人的真实分数永远无法实际确定,因为所有心理测量学上的有效评估工具的测量结果都会有一个分数范围,在这个范围内,个体假设的精确分数存在其间。另请参见"置信区间""测量误差"和"标准误差"释义。

典型表现(Typical Performance):在没有帮助或提示的情况下,个体通常会做什么,而不是他能做什么。典型表现是在适应性行为量表上进行评估的,与智力测量评估的能力和最高绩效不同。

效度(Validity):证明测试或评估工具符合其测量目的的证据。

有价值的结果(Valued Outcomes):所取得的变化是个体所预期的,这些预期可能基于个人或社会的期望、目标以及干预和支持的可及性。见"结果"释义。

参考文献

Agosta, J., Petner-Arrey, J., Karedell, Y., Vazquez, A., Rojas, R., Taylor, B., & Villwok, M. (2016). *Information brief: Support Intensity Scale and assessment levels.* Human Research Institute.

Akrami, N., Ekehammar, B., Claesson, M., & Sonnander, K. (2006). Classical and modern prejudice: Attitudes toward people with intellectual disabilities. *Research in Developmental Disabilities, 27*(6), 605–617. http://dx.doi.org/10.1016/j.ridd.2005.07.003

Alexander, R. M. (2017). *The relation between intelligence and adaptive behavior: A meta-analysis* [Unpublished doctoral dissertation]. University of Kansas.

Alfonso, V. C., Flanagan, D. P., & Radwan, S. (2005). The impact of the Cattell-Horn-Carroll theory on test development and interpretation of cognitive and academic abilities. In D. P. Flanagan & P. L. Harrison (Eds.), *Contemporary intellectual assessment: Theories, tests, and issues* (2nd ed., pp. 185–202). Guilford Press.

American Association on Intellectual and Developmental Disabilities. (2017). *Frequently asked questions on intellectual disability.* https://aaidd.org/intellectual-disability/definition/faqs-on-intellectual-disability#.WjGbhXlG3RZ

American Association on Intellectual and Developmental Disabilities/The Arc. (2017). *Addressing the causes and effects of intellectual and developmental disabilities* [Joint position statement]. https://www.aaidd.org/news-policy/policy/position-statements/addressing-the-causes-and-effects-of-intellectual-and-developmental-disabilities

American Psychiatric Association. (1952). *Diagnostic and statistical manual for mental disorders.* Author.

American Psychiatric Association. (1968). *Diagnostic and statistical manual of mental disorders* (2nd ed.). Author.

American Psychiatric Association. (1980). *Diagnostic and statistical manual of mental disorders* (3rd ed.). Author.

American Psychiatric Association. (1987). *Diagnostic and statistical manual of mental disorders* (3rd ed., revised). Author.

American Psychiatric Association. (1994). *Diagnostic and statistical manual of mental disorders* (4th ed). Author.

American Psychiatric Association. (2000). *Diagnostic and statistical manual of mental disorders* (4th ed., text revision). Author.

American Psychiatric Association. (2013). *Diagnostic and statistical manual for mental disorders* (5th ed.). American Psychiatric Publishing.

Americans With Disabilities Act of 1990, 42 U.S.C. & 12101 et seq.

Anderson, L. H., Larson, S. A., Mapellentz, S., & Hall-Lande, J. (2019). A systematic review of U.S. studies on the prevalence of intellectual or developmental disabilities. *Intellectual and Developmental Disabilities, 57*(5), 421–438. http://dx.doi.org/10.1352/1934-9556-57.5.421

Arnold, S. R. C., Riches, V., Parmenter, T., Llewellyn, G., Chan, J., & Hindmarsh, G. (2009). *I-CAN. Instrument for the classification and assessment of support needs instruction manual* (V. 4.3). Centre for Disabilities Policy Studies, Faculty of Medicine, University of Sydney.

Arnold, S. R. C., Riches, V. C., & Stancliffe, R. (2014). I-CAN: The classification and prediction of support needs. *Journal of Applied Research in Intellectual Disabilities, 27*(2), 97–111. http://dx.doi.org/10.1111/jar.12055

Arnold, S. R. C., Riches, V. C., & Stancliffe, R. (2015). Does a measure of support needs predict funding need better than a measure of adaptive and maladaptive behavior? *American Journal on Intellectual and Developmental Disabilities, 120*(5), 375–394. http://dx.doi.org/10.1352/1944-7558-120.5.375

Balboni, G., Tassé, M. J., Schalock, R. L., Borthwick-Duffy, S., Spreat, S., Thissen, D., Widaman, K. F., Zhang, D., & Navas, P. (2014). The Diagnostic Adaptive Behavior Scale: Evaluating its diagnostic sensitivity and specificity. *Research in Developmental Disabilities, 35*(11), 2884–2903. http://dx.doi.org/10.1016/j.ridd.2014.07.032

Baurain, C., & Nader-Grosbois, N. (2012). Socio-emotional regulation in children with intellectual disability and typically developing children in interactive contexts. *European Journal of Disability Research, 6*(2), 75–93. http://dx.doi.org/10.1016/j.alter.2012.02.001

Baurain, C., & Nader-Grosbois, N. (2013). Theory of mind, socio-emotional problem-solving, socio-emotional regulation in children with intellectual disability and in typically developing children. *Autism Developmental Disorders, 43*(5), 1080–1093. http://dx.doi.org/10.1007/s10803-012-1651-4

Bergeron, R., & Floyd, R. G. (2013). Individual part score profiles of children with intellectual disability: A descriptive analysis across three intelligence tests. *School Psychology Review, 42*(1), 22–38. https://psycnet.apa.org/record/2013-12157-002

Bertollo, J. R., & Yerys, B. E. (2019). More than IQ: Executive function explains adaptive behavior above and beyond nonverbal IQ in youth with autism and lower IQ. *American Journal on Intellectual and Developmental Disabilities, 124*(3), 191–205. http://dx.doi.org/10.1352/1944-7558-124.3.191

Blanck, P., & Martinis, J. G. (2015). The right to make choices: The National Resource Center for Supported Decision Making. *Inclusion, 3*(1), 24–33. http://dx.doi.org/10.1352/2326-6988-3.1.24

Bogenschutz, M. D., DeCarlo, M., Hall-Lande, J., & Hewitt, A. (2019). Fiscal stewardship, choice, and control: The context of self-directed services for people with intellectual and developmental disabilities (IDD) in the United States. *Intellectual and Developmental Disabilities, 57*(2), 158–171. http://dx.doi.org/10.1352/1934-9556-57.2.158

Braddock, D., Hemp, R., Rizzolo, M. C., Haffer, L., Tanis, E. S., & Wu, J. (2015). *The state of the state in developmental disabilities* (10th ed.). American Association on Intellectual and Developmental Disabilities.

Bradley, V. J., & Moseley, C. (2007). National core indicators: Ten years of collaborative performance measurement. *Intellectual and Developmental Disabilities, 45*(5), 354–358. http://dx.doi.org/10.1352/0047-6765(2007)45%5B354:NCITYO%5D2.0.CO;2

Brown, R. I., Schalock, R. L., & Brown, I. (2009). Quality of life: Its application to persons with intellectual disabilities and their families—Introduction and overview. *Journal of Policy and Practice in Intellectual Disabilities, 6*(1), 2–6. http://dx.doi.org/10.1111/j.1741-1130.2008.00202.x

Brown, I., Weymeyer, M. L., & Shogren, K. A. (2017). What is meant by the terms intellectual disability and developmental disabilities. In M. L. Wehmeyer, I. Brown, M. Percy, K. A. Shogren, & W. L. A. Fund (Eds.), *A comprehensive guide to intellectual disability and developmental disabilities* (pp. 3–18). Paul H. Brookes.

Buntinx, W. H. E. (2006). The relationship between WHO-ICF and the AAMR-2002 system. In H. Switzky & S. Greenspan (Eds.), *What is mental retardation? Ideas for an evolving disability in the 21st century* (pp. 303–323). American Association on Mental Retardation.

Buntinx, W. H. E., Yu Tan, I., & Aldenkamp, A. P. (2018). Support values through the eyes of the patient: An exploratory study into long-term support of persons with refractory epilepsy. *Epilepsy and Behavior, 82,* 155–163. http://dx.doi.org/10.1016/j.yebeh.2018.02.031

Burke, M. M., Lee, C., Hall, S. A., & Rossetti, Z. (2019). Understanding decision making among individuals with intellectual and developmental disabilities (IDD) and their siblings. *Intellectual and Developmental Disabilities, 57*(1), 26–41. http://dx.doi.org/10.1352/1934-9556-57.1.26

Carroll, J. B. (1993). Psychometrics, intelligence, and public perception. *Intelligence, 24*(1), 25–52. http://dx.doi.org/10.1016/S0160-2896(97)90012-X

Cattell, R. B. (1987). *Intelligence: Its structure, growth, and action.* Elsevier Science Publishing Company, Inc.

Centers for Disease Control and Prevention. (2017). *Facts about developmental disabilities.* https://www.cdc.gov/ncbddd/developmentaldisabilities/facts.html#ref

Claes, C., Ferket, N., Vandelvelde, S., Verlet, D., & DeMaeyer, J. (2017). Disability policy evaluation: Combining logic models and systems thinking. *Intellectual and Developmental Disabilities, 55*(4), 247–257. http://dx.doi.org/10.1352/1934-9556-55.4.247

Claes, C., van Hove, G., Vandevelde, S., van Loon, J., & Schalock, R. L. (2012). The influence of support strategies, environmental characteristics, and client characteristics on quality of life-related outcomes. *Research in Developmental Disabilities, 33*(1), 96–103. http://dx.doi.org/10.1016/j.ridd.2011.08.024

Claes, C., van Hove, G., van Loon, J., Vandevelde, S., & Schalock, R. L. (2009). Quality of life measurement in the field of intellectual disability: Eight principles for assessing personal outcomes. *Social Indicators Research, 98,* 61–72. https://doi.org/10.1007/s11205-009-9517-7

Cooper, S. A., Smiley, E., Morrison, J., Williamson, A., & Allan, L. (2007). Mental ill-health in adults with intellectual disabilities: Prevalence and associated features. *British Journal of Psychiatry, 190*(1), 27–35. http://dx.doi.org/10.1192/bjp.bp.106.022483

Coulter, D. (1996). Prevention as a form of support. *Mental Retardation, 34*(2), 108–116.

Coulter, D. (2005). Comprehensive health supports and health promotion. In K. C. Lakin & A. Turnbull (Eds.), *National goals and research for people with intellectual and developmental disabilities* (pp. 109–124). American Association on Mental Retardation.

DeCarlo, M., Bogenschutz, M., Hall-Lande, J., & Hewitt, A. S. (2019). Implementation of self-directed supports for people with intellectual and developmental disabilities in the United States. *Journal of Disability Policy Studies, 30*(1), 11–21. http://dx.doi.org/10.1177/1044207318790061

Dean, A. C., Victor, T. L., Boone, K. B., & Arnold, G. (2008). The relationship of IQ to effort test performance. *Clinical Neuropsychologist, 22*(4), 705–722. http://dx.doi.org/10.1080/13854040701440493

Dean, E. E., Fisher, K. W., Shogren, K. A., & Wehmeyer, M. L. (2016). Participation and intellectual disability: A review of the literature. *Intellectual and Developmental Disabilities, 54*(6), 427–439. http://dx.doi.org/10.1352/1934-9556-54.6.427

Deci, E. L. (2004). Promoting intrinsic motivation and self-determination in people with mental retardation. *International Review of Research in Mental Retardation, 28,* 1–29. http://dx.doi.org/10.1016/S0074-7750(04)28001-6

Deci, E. L., & Ryan, R. M. (2008). Self-determination theory: A macrotheory of human motivation, development and health. *Canadian Psychology, 49*(3), 182–185. http://dx.doi.org/10.1037/a0012801

Deci, E. L., & Ryan, R. M. (2012). Motivation, personality, and development within embedded social contexts: An overview of self-determination theory. In R. M. Ryan (Ed.), *The Oxford handbook of human motivation* (pp. 85–107). Oxford University Press.

Developmental Disabilities Assistance and Bill of Rights Act Amendments of 2000, Pub. L. No. 106-402, 114 Stat. 1677-1740 (2000).

Dijkers, M. P. (2010). Issues in the conceptualization and measurement of participation: An overview. *Archives of Physical Medicine and Rehabilitation, 91*(9), 5–16. http://dx.doi.org/10.1016/j.apmr.2009.10.036

Dinerstein, R. (2012). Implementing legal capacity under article 12 of the UN Convention on the Rights of Persons with Disabilities: The difficult road from guardianship to supported decision making. *Human Rights Brief, 19*(2), 8–12. https://digitalcommons.wcl.american.edu/cgi/viewcontent. cgi?article=1816&context=hrbrief

Disability Experience Expert Panel of The Ohio State University Rehabilitation and Research Training Center on Health and Function for People With ID. (2019). *The values and benefits of individualized supports.* Ohio State Nisonger Center.

Dosen, A. (2005a). Applying the developmental perspective in the psychiatric assessment and diagnosis of persons with intellectual disability. Part I: Assessment. *Journal of Intellectual Disability Research, 49*(1), 1–8. http://dx. doi.org/10.1111/j.1365-2788.2005.00656.x

Dosen, A. (2005b). Applying the developmental perspective in the psychiatric assessment and diagnosis of persons with intellectual disability. Part II:

Diagnosis. *Journal of Intellectual Disability Research, 49*(1), 9–15. http://dx.doi.org/10.1111/j.1365-2788.2005.00657.x

Dunst, C. J., Bruder, M. B., Trivette, C. M., & Hamby, D. W. (2006). Everyday activity, settings, natural learning environments, and early intervention practices. *Journal of Policy and Practice in Intellectual Disabilities, 3*(1), 3–10. http://dx.doi.org/10.1111/j.1741-1130.2006.00047.x

Ellis, J. W., Everington, C., & Delpha, A. M. (2018). Evaluating intellectual disability: Clinical assessments in Atkins cases. *Hofstra Law Review, 46*(4), 1305–1419. https://www.hofstralawreview.org/wp-content/uploads/2018/10/cc.1.ellisetal.pdf

Esbensen, A. J., Hooper, S. R., Fidler, D., Hartley, S. L., Edgin, J., d'Ardhuy, X., Capone, G., Conners, F. A., Mervis, C. B., Abbeduto, L., Rafii, M., Krinsky-McHale, S. J., Urv, T., & Outcome Measures Working Group. (2017). Outcome measures for clinical trials in Down syndrome. *American Journal on Intellectual and Developmental Disabilities, 122*(3), 247–281. http://dx.doi.org/10.1352/1944-7558-122.3.247

Fletcher, J. M., Stuebing, K. K., & Hughes, L. C. (2010). IQ scores should be corrected for the Flynn effect in high-stakes decisions. *Journal of Psychoeducational Assessment, 28*(5), 469–473. http://dx.doi.org/10.1177/0734282910373341

Fletcher, R. J., Barnhill, J., & Cooper, S. A. (Eds.). (2016). *Diagnostic manual-intellectual disability (DM-ID 2): A textbook of diagnosis of mental disorders in persons with intellectual disability.* NADD Press.

Floyd, R. G., Farmer, R. L., Schneider, W. J., & McGrew, K. S. (2021). *Theories and measurement of intelligence.* In L. M. Glidden, L. Abbeduto, L. L. McIntyre, & M. J. Tassé (Eds.), *APA handbooks in psychology®. APA handbook of intellectual and developmental disabilities, Vol. 1, Foundations* (p. 385–424). American Psychological Association. https://doi.org/10.1037/0000194-015

Freberg, M. E., Vandiver, B. J., Watkins, M. W., & Canivez, G. L. (2008). Significant factor score variability and the validity of the WISC-III full scale IQ in predicting later academic achievement. *Applied Neuropsychology, 15*(2), 131–139. http://dx.doi.org/10.1080/09084280802084010

Friedman, C. (2017). Self-advocacy services for people with intellectual and developmental disabilities: A national analysis. *Intellectual and Developmental Disabilities, 55*(6), 370–376. http://dx.doi.org/10.1352/1934-9556-55.6.370

Friedman, C. (2018a). Direct support professionals and quality of life of people with intellectual and developmental disabilities. *Intellectual and Developmental Disabilities, 56*(4), 234–250. http://dx.doi.org/10.1352/1934-9556-56.5.234

Friedman, C. (2018b). Participant direction for people with intellectual and developmental disabilities in Medicaid Home and Community Based Services Waivers. *Intellectual and Developmental Disabilities, 56*(1), 30–39. http://dx.doi.org/10.1352/1934-9556-56.1.30

Frielink, N., Schuengel, C., & Embregis, P. (2018). Autonomy support, need satisfaction, and motivation for support among adults with intellectual disability: Testing a self-determination theory model. *American Journal on Intellectual and Developmental Disabilities, 123*(1), 33–49. http://dx.doi.org/10.1352/1944-7558-123.1.33

Gaventa, W. C. (2018). *Disability and spirituality.* Baylor University Press.

Gioia, G. A., Isquith, P. K., Kenworthy, L., & Barton, R. M. (2002). Profiles of everyday executive function in acquired and developmental disorders. *Child Neuropsychology, 8*(2), 121–137. http://dx.doi.org/10.1076/chin.8.2.121.8727

Glen, K. B. (2015). Supported decision making and the human rights of legal capacity. *Inclusion, 3*(1), 2–16. http://dx.doi.org/10.1352/2326-6988-3.1.2

Gomez, L. E., & Verdugo, M. A. (2016). Outcome evaluation. In R. L. Schalock & K. D. Keith (Eds.), *Cross-cultural quality of life: Enhancing the lives of people with intellectual disability* (pp. 71–80). American Association on Intellectual and Developmental Disabilities.

Gooding, P. (2015). Navigating the 'flashing amber lights' of the right to legal capacity in the United Nations Convention on the Rights of Persons with Disabilities: Responding to major concerns. *Human Rights Law Review, 15*(1), 45–71. http://dx.doi.org/10.1093/hrlr/ngu045

Gottfredson, L. S. (1997). Mainstream science on intelligence: An editorial of 52 signatories, history, and bibliography. *Intelligence, 24*(1), 13–23. http://dx.doi.org/10.1016/S0160-2896(97)90011-8

Greshman, F. M., & Reschly, D. J. (2011). Standards of practice and Flynn Effect testimony in death penalty cases. *Intellectual and Developmental Disabilities, 49*(3), 131–140. http://dx.doi.org/10.1352/1934-9556-49.3.131

Grossman, H. J. (Ed.). (1973). *A manual on terminology and classification in mental retardation* (rev. ed.). American Association on Mental Deficiency.

Grossman, H. J. (Ed.). (1983). *Classification in mental retardation* (rev. ed.). American Association on Mental Deficiency.

Gustafson, J. E., & Undheim, J. O. (1996). Individual differences in cognitive functioning. In D. C. Berliner & R. C. Calfee (Eds.), *Handbook of educational psychology* (pp. 186–242). Macmillan.

Hale, J. B., & Fiorello, C. A. (2001). Beyond the academic rhetoric of 'g': Intelligence testing guidelines for practitioners. *The School Psychologist, 55*(4), 113–139.

Hale, J. B., & Fiorello, C. A. (2017). *School neuropsychology: A practitioner's handbook.* Guilford Publications.

Harrison, P. L. (1987). Research with adaptive behavior scales. *Journal of Special Education, 21*(1), 37–68. http://dx.doi.org/10.1177/002246698702100108

Harrison, P. L., & Oakland, T. (2015). *Adaptive Behavior Assessment System, Third Edition* (ABAS-3). Pearson Publishing.

Hartley, S. L., & MacLean, W. E. Jr (2006). A review of the reliability and validity of Likert-type scales for people with intellectual disability. *Journal of Intellectual Disability Research, 50*(11), 813–827. http://dx.doi.org/10.1111/j.1365-2788.2006.00844.x

Havercamp, S. M., & Krahn, G. L. (2019). What matters in population health and how we count it among people with intellectual and developmental disabilities. *Intellectual and Developmental Disabilities, 57*(5), 347–356. http://dx.doi.org/10.1352/1934-9556-57.5.347

Havercamp, S. M., Krahn, G. L., Larson, S. A., Fujiura, G., Goode, T. D., Kornblau, B. L., & The National Health Surveillance for IDD Workgroup. (2019). Identifying people with intellectual and developmental disabilities in national population surveys. *Intellectual and Developmental Disabilities, 57*(5), 376–389. http://dx.doi.org/10.1352/1934-9556-57.5.376

Heber, R. (1959). A manual on terminology and classification in mental retardation [Monograph supplement]. *American Journal on Mental Deficiency, 64*(2), 1–111.

Heber, R. (1961). *A manual on terminology and classification on mental retardation* (rev. ed.). American Association on Mental Deficiency.

Heinemann, A. W., Tulsky, D., Dijkers, M., Brown, M., Magasi, S. Gordon, W., & De Mark, H. (2010). Issues in participation measurement in research and clinical applications. *Archives of Physical Medicine and Rehabilitation, 91*(9), 72–74. http://dx.doi.org/10.1016/j.apmr.2009.11.031

Herpes, M. A., Buntinx, W. H. E., & Curfs, L. M. G. (2013). Individual support planning: Perceptions and expectations of people with intellectual disabilities in the Netherlands. *Journal of Intellectual Disability Research, 57,* 1027–1036. http://dx.doi.org/10.1111/j.1365-2788.2012.01598.x

Herpes, M. A., Buntinx, W. H. E., Schalock, R. L., van Breukelen, G. J. R., & Curfs, M. G. (2016). Individual support plans of people with intellectual disabilities in residential services: Content analysis of goals and resources in relation to client characteristics. *Journal of Intellectual Disability Research,* *60*(3), 254–262. http://dx.doi.org/10.1111/jir.12245

Hickson, L., & Khem, K. A. (2013). Problem solving and decision making. In M. L. Wehmeyer (Ed.), *The Oxford handbook for positive psychology and disability* (pp. 198–225). Oxford University Press.

Horn, J. L., & Cattell, R. B. (1966). Refinement and test of the theory of fluid and crystallized general intelligence. *Journal of Educational Psychology,* *57*(5), 253–270. http://dx.doi.org/10.1037/h0023816

Individuals With Disabilities Education Improvement Act of 2004, 20 U.S.C.,1400 et seq. (& 611-614) (2004).

Institute of Medicine. (1991). *Disability in America: Towards a national agenda for prevention.* National Academy Press.

Isquith, P. K., Roth, R. M., & Gioia, G. (2013). Contribution of rating scales to the assessment of executive functions. *Applied Neuropsychology: Child, 2,* 125–132.

Kauffman, J. M., & Anastasiou, D. (2019). On cultural politics in special education: Is much of it justifiable? *Journal of Disability Policy Studies, 30*(2), 78–90. http://dx.doi.org/10.1177/1044207318822262

Kaufman, A. S. (2010). Looking through Flynn's rose-colored scientific spectacles. *Journal of Psychoeducational Assessment, 28*(5), 494–505. https://doi.org/10.1177/0734282910373573

Kaufman, A. S., & Kaufman, N. L. (2004). *Kaufman Assessment Battery for Children—Second edition (KABC-II) examiner's manual.* Pearson Publishing.

Keith, H. E., & Keith, K. D. (2013). *Intellectual disability: Ethics, dehumanization, and a new moral community.* Wiley-Blackwell.

Krahn, G. L. (2019). A call for better data on prevalence and health surveillance of people with intellectual and developmental disabilities. *Intellectual and Developmental Disabilities, 57*(5), 357–375. http://dx.doi.org/10.1352/1934-9556-57.5.357

Kranzler, J. H., & Floyd, R. G. (2013). *Assessing intelligence in children and adolescents: A practical guide.* Guilford Press.

La Malfa, S., Lassi, M., Albertine, G., & Dosen, A. (2009). Emotional development and adaptive abilities in adults with intellectual disability: A correlation study between the Scheme of Appraisal of Emotional Development (SAED) and Vineland Adaptive Behavior Scale (VABS). *Research in Intellectual Disability, 30*(6), 1406–1412. http://dx.doi.org/10.1016/j.ridd.2009.06.008

Larson, S. A., Eschenbacher, H. J., Anderson, L. L., Taylor, B., Pettingell, S., Hewitt, A., Sowers, M., & Bourne, M. L. (2018). *In-home and residential long-term supports and services for persons with intellectual and developmental disabilities: Status and trends through 2016.* Research and Training Center on Community Living, University of Minnesota. https://ici.umn.edu/products/1005

Larson, S. A., Lakin, K. C., Anderson, L., Kwak Lee, N., Lee, J. H., & Anderson, D. (2001). Prevalence of mental retardation and developmental disabilities: Estimates from the 1994/1995 National Health Interview Survey Disabilities Supplements. *American Journal on Mental Retardation, 106*(3), 231–252. http://dx.doi.org/10.1352/0895-8017(2001)106%3C0231:POMRAD%3E2.0.CO;2

Lombardi, M., Chu, C., Claes, C., & Schalock, R. L. (2020). Towards an international consensus on the definition of supports, systems of supports, and elements of a system of supports [Manuscript submitted for publication]

Luckasson, R., Coulter, D., Polloway, E., Reiss, S., Schalock, R. L., Snell, M., Spitalnik, D. M., & Stark, J. A. (1992). *Mental retardation: Definition, classification, and systems of supports.* American Association on Mental Retardation.

Luckasson, R., Borthwick-Duffy, S. A., Buntinx, W., Coulter, D., Craig, P., Reeve, A., Schalock, R. L., Snell, M. E., Spitalnik, D. M., Spreat, S., & Tassé, M. J (2002). *Mental retardation: Definition, classification, and systems of supports.* American Association on Mental Retardation.

Luckasson, R., Ford, M. E., McMillan, E. D., Misilo, F. M. Jr., & Nygren, M. A. (2017). Intellectual disability policy as developed, expressed, and evaluated in AAIDD/The Arc joint statements. *Intellectual and Developmental Disabilities, 55*(4), 269–275. http://dx.doi.org/10.1352/1934-9556-55.4.269

Luckasson, R., & Schalock, R. L. (2013). Defining and applying a functionality approach to intellectual disability. *Journal of Intellectual Disability Research, 57*(7), 657-668. http://dx.doi.org/10.1111/j.1365-2788.2012.01575.x

Luckasson, R., & Schalock, R. L. (2015). Standards to guide the use of clinical judgment in the field of intellectual disability. *Intellectual and Developmental Disabilities, 53*(3), 240–251. http://dx.doi.org/10.1352/1934-9556-53.3.240

Manchester, J., Gray-Miceli, D. L., Metcaff, J. A., Paolini, C. A., Napier, A., Coogle, V. & Owens, M. G. (2014). Facilitating Lewin's change model with collaborative evaluation in promoting evidence-based practices in health professions. *Evaluation and Program Planning, 47,* 82–90. http://dx.doi.org/10.1016/j.evalprogplan.2014.08.007

Matthey, S., & Petrovski, P. (2002). The Children's Depression Inventory: Error in cutoff scores for screening purposes. *Psychological Assessment, 14*(2), 146–149. http://dx.doi.org/10.1037/1040-3590.14.2.146

MacVaugh, G. S., & Cunningham, M. D. (2009). Atkins vs. Virginia: Implications and recommendations for forensic practice. *Journal of Psychiatry and Law, 37*(2-3), 131–187. https://doi.org/10.1177/009318530903700203

Mazurek, M. O., Lu, F., Macklin, E. A., & Handen, B. L. (2019). Factors associated with DSM-5 severity level rating for autism spectrum disorder. *Autism, 23*(2), 467–476. http://dx.doi.org/10.1177/1362361318755318

McGrew, K. S. (2015). Intellectual functioning. In E. Polloway (Ed.), *The death penalty and intellectual disability* (pp. 85–112). American Association on Intellectual and Developmental Disabilities

Meijer, M. M., Carpenter, S., & Scholte, F. A. (2004). European manifesto on basic standards of health care for people with intellectual disabilities. *Journal of Policy and Practice in Intellectual Disabilities, 1*(1), 10–15. http://dx.doi.org/10.1111/j.1741-1130.2004.04002.x

Morin, D., Rivard, M., Crocker, A. G., Boursier, C. P., & Caron, J. (2013). Public attitudes toward intellectual disability: A multidimensional perspective. *Journal of Intellectual Disability Research, 57*(3), 279–292. http://dx.doi.org/10.1111/jir.12008

National Institute of Health. (2017). *Intellectual and developmental disabilities.* https://report.nih.gov/nihfactsheets/ViewFactSheet.aspxcsid=100

Nicolescu, B. (Ed.). (2008) *Transdisciplinary theory and practice.* Hampton Press.

Nussbaum, M. C. (2011). *Creating capabilities: The human development approach.* Belknap Press of Harvard University.

Office of the Surgeon General. (2002). *Closing the gap: A national blueprint to improve the health of persons with mental retardation.* Author.

Olmstead V. L. C., 527 U.S. 581, 138 F. 3d 893 (1999).

Onken, S. J. (2018). Mental health consumer concept mapping of supportive community. *Evaluation and Program Planning, 71,* 36–45. http://dx.doi.org/10.1016/j.evalprogplan.2018.08.001

Painter, J., Ingham, B., Trevithick, L., Hastings, R. P., & Roy, A. (2108). Identifying needs-based groupings among people accessing intellectual disability services. *American Journal on Intellectual and Developmental Disabilities, 123*(5), 426–442. http://dx.doi.org/10.1352/1944-7558-123.5.426

Panerai, S., Tasca, D., Ferri, R., D'Arrigo, V. G., & Elia, M. (2014). Executive functions and adaptive behavior in autism spectrum disorders with and without intellectual disability. *Psychiatry Journal, 123,* 1–11. https://doi.org/10.1155/2014/941809

Pearson, N. A., Patton, J. R., & Mruzek, D. W. (2015). *Adaptive Behavior Diagnostic Scale (ABDS) examiner's manual.* Pro-ed.

Qian, X., Larson, S. A., Ticha, R., Stancliffe, R., & Pettingell, S. L. (2019). Active support training, staff assistance, and engagement of individuals with intellectual and developmental disabilities in the United States: Randomized controlled trial. *American Journal on Intellectual and Developmental Disabilities, 124*(2),157–173. http://dx.doi.org/10.1352/1944-7558-124.2.157

Reiss, S. (1994). *Handbook of challenging behavior: Mental health aspects of mental retardation.* IDS Publishing Corporation.

Reynolds, C. R., Niland, J., Wright, J. E., & Rosenn, M. (2010). Failure to apply the Flynn correction in death penalty litigation: Standards of practice of today maybe, but certainly malpractice tomorrow. *Journal of Psychoeducational Assessment, 28*(5), 477–481. http://dx.doi.org/10.1177/0734282910373348

Robertson, J., Emerson, E., Hatton, C., Elliott, J., McIntosh, B., Swift, P., Krinjen-Kemp, E., Towers, C., Romeo, R., Knapp, M., Sanderson, H., Routledge, M., Oakes, P., & Joyce, T. (2007). Person-center planning: Factors associated with successful outcomes for people with intellectual disabilities. *Journal of Intellectual Disability Research, 51,* 232–243. http://dx.doi.org/10.1111/j.1365-2788.2006.00864.x

Roid, G. H. (2003). *Stanford-Binet Intelligence Scales* (5th edition; SB-5). Riverside.

Saleem, M., Beall, N., & Roache, S. (2019). Relation between the Vineland Adaptive Behavior Scales and the Wechsler Adult Intelligence Scale IV in adults with intellectual disabilities. *Journal of Intellectual Disability Research, 63*(9), 1158–1162. http://dx.doi.org/10.1111/jir.12610

Sanderson, K. A., Burke, M. M., Urbano, R. C., Arnold, C. K., & Hodapp, R. M. (2017). Who helps? Characteristics and correlates of informal supporters to adults with disabilities. *American Journal on Intellectual and Developmental Disabilities, 122*(6), 492–510. http://dx.doi.org/10.1352/1944-7558-122.6.492

Satterfield, J. S., Spring, B., & Brownson, R. C. (2009). Toward a transdisciplinary model of evidence-based practices. *The Milbank Quarterly, 87*(2), 368–390. http://dx.doi.org/10.1111/j.1468-0009.2009.00561.x

Schalock, R. L. (2017). Introduction to the special issue on disability policy in a time of change. *Intellectual and Developmental Disabilities, 55*(4), 215–222. http://dx.doi.org/10.1352/1934-9556-55.4.215

Schalock, R. L., Borthwick-Duffy, S. A., Bradley, V. J., Buntinx, W. H. E., Coulter, D. L., Craig, E. M., Gomez, S. C., Lachapelle, Y., Luckasson, R.,

Reeve, A., Shogren, K. A., Snell, M.E., Spreat, S., Tassé, M.J., Thompson, J. R., Verdugo-Alonso, M. A., Wehmeyer, M. L., & Yeager, M. H. (2010). *Intellectual disability: Diagnosis, classification, and systems of supports* (11th ed.). American Association on Intellectual and Developmental Disabilities.

Schalock, R. L., Gomez, L. E., Verdugo, M. A., & Claes, C. (2017). Evidence and evidence-based practices: Are we there yet? *Intellectual and Developmental Disabilities, 55*(2), 112–119. http://dx.doi.org/10.1352/1934-9556-55.2.112

Schalock, R. L., & Keith, K. D. (Eds.). (2016). *Cross-cultural quality of life: Enhancing the lives of people with intellectual disability.* American Association on Intellectual and Developmental Disabilities.

Schalock, R. L., & Luckasson, R. (2014). *Clinical judgment* (2nd ed.). American Association on Intellectual and Developmental Disabilities.

Schalock, R. L., & Luckasson, R. (2015). A systematic approach to subgroup classification in intellectual disability. *Intellectual and Developmental Disabilities, 53*(5), 358–366. http://dx.doi.org/10.1352/1934-9556-53.5.358

Schlock, R. L., & Luckasson, R. (2021). Intellectual disability, developmental disabilities, and the field of intellectual and developmental disabilities. In L. M. Glidden, L. J. Abbeduto, L. I, McIntyre, & M. J. Tassé (Eds.), *APA handbooks in psychology®. APA handbook of intellectual and developmental disabilities, Vol. 1,: Foundations* (p. 385–424). American Psychological Association.

Schalock, R. L., Luckasson, R., & Shogren, K. A (2007). The renaming of mental retardation: Understanding the change to the term intellectual disability. *Intellectual and Developmental Disabilities, 45*(2), 116–124. http://dx.doi.org/10.1352/1934-9556(2007)45[116:TROMRU]2.0.CO;2

Schalock, R. L., Luckasson, R., & Tassé, M. J. (2019). The contemporary view of intellectual and developmental disabilities: Implications for psychologists. *Psicothema, 31*(3), 223–228. http://dx.doi.org/10.7334/psicothema2019.119

Schalock, R. L., Luckasson, R., Tassé, M. J., & Verdugo, M. A. (2018). A holistic theoretical approach to intellectual disability: Going beyond the four current perspectives. *Intellectual and Developmental Disabilities, 56*(2), 79–89. http://dx.doi.org/10.1352/1934-9556-56.2.79

Schalock, R. L., Thompson, J. R., & Tassé, M. J. (2018). *A systematic approach to personal support plans.* American Association on Intellectual and Developmental Disabilities.

Schalock, R. L., & Verdugo, M. A. (2013). The transformation of disabilities organizations. *Intellectual and Developmental Disabilities, 51*(4), 273–286. http://dx.doi.org/10.1352/1934-9556-51.4.273

Schalock., R. L., & Verdugo, M. A. (2019). International developments influencing the field of intellectual and developmental disabilities. In K. D. Keith (Ed.), *Cross-cultural psychology: Contemporary themes and perspectives* (pp. 309–323). Wiley-Blackwell.

Schalock, R. L., Verdugo, M. A., & Gomez, L. E. (2010). Evidence-based practices in the field of intellectual and developmental disabilities: An international consensus approach. *Evaluation and Program Planning, 34*(3), 79–89. http://dx.doi.org/10.1016/j.evalprogplan.2010.10.004

Schneider, W. J., & McGrew, K. S. (2012). The Cattell-Horn-Carroll model of intelligence. In D. Flanagan & P. Harrison (Eds.), *Contemporary intellectual assessment: Theories, tests, and issues* (3rd ed., pp. 99–144). Guilford Press.

Schneider, W. J., & McGrew, K. S. (2018). The Cattell-Horn-Carroll theory of cognitive abilities. In D. P. Flanagan & E. M. McDonough (Eds.), *Contemporary intellectual assessment: Theories, tests, and issues* (4th ed., pp. 73–163). Guilford Press.

Schrank, F. A., McGrew, K. S., & Mather, N. (2014). *Woodcock-Johnson IV Tests of Cognitive Abilities (WJ-IV). R*iverside.

Sciegal, M., Mahoney, K. J., Schwartz, A. J., Simon-Rusinowitz, L., Selkow, I., & Loughlin, D. M. (2016). An inventory of publicly funded participant-directed long-term services and supports programs in the United States. *Journal of Disability Policy Studies, 26*(4), 245–251. http://dx.doi.org/10.1177/1044207314555810

Shogren, K. A., Bradley, V. J., Gomez, S. C., Yeager, M. H., & Schalock, R. L. (2009). Public policy and the enhancement of desired outcomes for persons with intellectual disability. *Intellectual and Developmental Disabilities, 47*(4), 307–319. http://dx.doi.org/10.1352/1934-9556-47.4.307

Shogren, K. A., Luckasson, R., & Schalock, R. L. (2014). The definition of "context" and its application in the field of intellectual disability. *Journal of Policy and Practice in Intellectual Disabilities, 11*(2), 109–116. http://dx.doi.org/10.1111/jppi.12077

Shogren, K. A., Luckasson, R., & Schalock, R. L. (2015). Using context as an integrative framework to align policy goals, supports, and outcomes in intellectual disability. *Intellectual and Developmental Disabilities, 53*(5), 367–376. http://dx.doi.org/10.1352/1934-9556-53.5.367

Shogren, K. A., Luckasson, R., & Schalock, R. L. (2017). An integrated approach to disability, policy development, implementation, and evaluation. *Intellectual and Developmental Disabilities, 55*(4), 258–268. http://dx.doi.org/10.1352/1934-9556-55.4.258

Shogren, K. A., Luckasson, R., & Schalock, R. L. (2020). Using a multidimensional model to analyze context and enhance personal outcomes. *Intellectual and Developmental Disabilities., 58, 95–110.*

Shogren, K. A., Schalock, R. L., & Luckasson, R. (2018). The use of a context-based change model to unfreeze the status quo and drive change to enhance personal outcomes of people with intellectual and developmental disabilities. *Journal of Policy and Practice in Intellectual Disabilities, 15*(2), 101–109. https://doi.org/10.1111/jppi.12233

Shogren, K. A., Thompson, J. R., Shaw, L. A., Granfield, E. M., & Hagiwara, M. (2018). Detecting changes in support needs over time. *American Journal on Intellectual and Developmental Disabilities, 123*(4), 315-328. http://dx.doi.org/10.1352/1944-7558-123.4.315

Shogren, K. A., Shaw, L. A., Wehmeyer, M. L., Thompson, J. R., Lang, K. M., Tassé, M. J., & Schalock, R. L. (2017). The support needs of children with intellectual disability and autism: Implications for supports planning and subgroup classification. *Journal of Autism Developmental Disorders, 47*(3), 865–877. http://dx.doi.org/10.1007/s10803-016-2995-y

Shogren, K. A., Wehmeyer, M. L., Uyanik, H., & Heidrich, M. (2017). Development of the support decision making inventory system. *Intellectual and Developmental Disabilities, 55*(6), 432–439. http://dx.doi.org/10.1352/1934-9556-55.6.432

Snell, M. E., & Luckasson, R. (2009). Characteristics and needs of people with intellectual disability who have higher IQs. *Intellectual and Developmental Disabilities, 47*(3), 220–233. http://dx.doi.org/10.1352/1934-9556-47.3.220

Sparrow, S. S., Cicchetti, D. V., & Saulnier, C. A. (2016). *Vineland Adaptive Behavior Scales, third edition.* Pearson.

Spearman, C. (1927). *The abilities of man: Their nature and measurement.* Macmillan.

Stainton, T., & Clare, I. C. (2012). Human rights and intellectual disabilities: An emergent theoretical paradigm? *Journal of Intellectual Disability Research, 56*(11), 1011–1013. http://dx.doi.org/10.1111/jir.12001

Stancliffe, R. J., Arnold, S. R. C., & Riches, V. C. (2016). The supports paradigm. In R. L. Schalock & K. D. Keith (Eds.), *Cross-cultural quality of life: Enhancing the lives of persons with intellectual disability* (pp. 133–142). American Association on Intellectual and Developmental Disabilities.

Tassé, M. J. (2009). Adaptive behavior assessment and the diagnosis of mental retardation in capital cases. *Applied Neuropsychology, 16*(2), 114–127. http://dx.doi.org/10.1080/09084280902864451

Tassé, M. J., Balboni, G., Navas, P., Luckasson, R., Nygren, M. A., Belacchi, C., Bonichini, S., Reed, G. M., & Kogan, C. S. (2019). Developing behavioural indicators for intellectual functioning and adaptive behavior for ICD-11 disorders of intellectual development. *Journal of Intellectual Disability Research, 63*(5), 386–407. http://dx.doi.org/10.1111/jir.12582

Tassé, M. J., Luckasson, R., & Schalock, R. L. (2016). The relation between intellectual functioning and adaptive behavior in the diagnosis of intellectual disability. *Intellectual and Developmental Disabilities, 54*(6), 381–390. http://dx.doi.org/10.1352/1934-9556-54.6.381

Tassé, M. J., Schalock, R. L., Balboni, G., Bersani, H. A. Jr., Borthwick-Duffy, S. A., Spreat, S., Thissen, D., Widaman, K. F., & Zhang, K. (2012). The construct of adaptive behavior: Its conceptualization, measurement, and use in the field of intellectual disability. *American Journal on Intellectual and Developmental Disabilities, 117*(4), 291–303. http://dx.doi.org/10.1352/1944-7558-117.4.291

Tassé, M. J., Schalock, R. L., Balboni, G., Bersani, H., Borthwick-Duffy, S. A., Spreat, S., Thissen, D., Widaman, K. F., & Zhang, K. (2017). *Diagnostic Adaptive Behavior Scale user's manual.* American Association on Intellectual and Developmental Disabilities.

The Arc. (2017). *Intellectual disability.* http://www.thearc.org/learn-about/intellectual-disability

Thompson, J. R., Bradley, V. J., Buntinx, W. H. E., Schalock, R. L., Shogren, K. A., Snell, M. E., Wehmeyer, M. L., Borthwick-Duffy, S., Coulter, D. L., Craig, P., Gomez, S. C., Lachapelle, Y., Luckasson, R. A., Reeve, A., Spreat, S., Tassé, M. J., Verdugo, M. A,, Yaeger, M. H. (2009). Conceptualizing supports and the support needs of people with intellectual disability. *Intellectual and Developmental Disabilities, 47*(2), 135–146. http://dx.doi.org/10.1352/1934-9556-47.2.135

Thompson, J. R., Bryant, B. R., Schalock, R. L., Shogren, K. A., Tassé, M. J., Wehmeyer, M. L., Borthwick-Duffy, S., Coulter, D. L., Craig, P., Gomez, S. C., Lachapelle, Y., Luckasson, R. A., Spreat, S., Tassé, M. J., Verdugo, M. A., & Rotholz, D. A. (2015). *Support Intensity Scale—Adult version user's manual.* American Association on Intellectual and Developmental Disabilities.

Thompson, J. R, Schalock, R. L., Agosta, J., Teninty, L., & Fortune, J. (2014). How the supports paradigm is transforming service systems for persons with intellectual and related developmental disabilities. *Inclusion, 2*(2), 86–99. http://dx.doi.org/0.1352/2326-6988-2.2.86

Thompson, J. R., Schalock, R. L., & Tassé, M. J. (2018). *How support needs can be used to inform the allocation of resources and funding decisions* (White

Paper). American Association on Intellectual and Developmental Disabilities. https://www.aaidd.org/docs/default-source/sis-docs/supportneeds.pdf? sfvrsn=a88b3021_0

Thompson, J. R., Shogren, K. A., Schalock, R. L., Tassé, M. J., & Wehmeyer, M. L. (2017). *SIS-A annual review protocol.* American Association on Intellectual and Developmental Disabilities.

Thompson, J. R., Shogren, K. A., Seo, H., Wehmeyer, M. L., & Lang, K. M. (2016). Creating a SIS-A annual review protocol to determine the need for reassessment. *Intellectual and Developmental Disabilities, 54*(3), 217–228. http://dx.doi.org/10.1352/1934-9556-54.3.217

Thompson, J. R., Wehmeyer, M. L., Hughes, C., Shogren, K. A., Seo, H., Little, T. D, Schalock, R. L., Realon, R., Copeland, S. R., Patton,J.R., Polloway. E. A., Sheldon, D., &Tassé, M. J. (2016). *Supports Intensity Scale— Children's Version (SIS-C). Interview and profile form.* American Association on Intellectual and Developmental Disabilities.

Turnbull, R., & Stowe, M. (2017). A model for analyzing disability policy. *Intellectual and Developmental Disabilities, 55*(4), 223–233. http://dx.doi.org/10.1352/1934-9556-55.4.223

Tymchuk, A. J., Lakin, K. C., & Luckasson, R. (Eds.). (2001). *The forgotten generation: The status and challenges of adults with mild cognitive limitations.* Brookes.

United Nations. (2006). *Convention on the rights of persons with disabilities and optional protocol.* http://www.un.org/disabilities/documents/convention/convoptprot-e.pdf

Verdugo, M. A., Jenaro, C., Calvo, I., & Navas, P. (2017). Disability policy implementation from a cross-cultural perspective. *Intellectual and Developmental Disabilities, 55*(4), 234–246. http://dx.doi.org/10.1352/1934-9556-55.4.234

Verdugo, M. A., Schalock, R. L., Keith, K. D., & Stancliffe, R. (2005). Quality of life and its measurement: Important principles and guidelines. *Journal of Intellectual Disability Research, 49*(10), 707–717. http://dx.doi.org/10.1111/j.1365-2788.2005.00739.x

Watson, D. C. (2015). Intelligence testing. In E. Polloway (Ed.), *The death penalty and intellectual disability* (pp. 113-140). American Association on Intellectual and Developmental Disabilities.

Watkins, M. W., Glutting, J. J., & Lei, P. W. (2007). Validity of the full-scale IQ when there is significant variability among WISC-III and WISC-IV factor scores. *Applied Neuropsychology, 14*(1), 13–20. http://dx.doi.org/10.1080/09084280701280353

Wehmeyer, M. L., Buntinx, W. H. E., Coulter, D. L., Lachapelle, Y., Luckasson, R., Verdugo, M. A., Borthwick-Duffy, S., Bradley, V., Craig, E. M., Coulter, D. L., Gomez, S. C., Reeve, A., Shogren, K. A., Snell, M. E., Spreat, S., Tassé, M. J., Thompson, J. R., & Yeager, M. H. (2008). The intellectual disability construct and its relation to human functioning. *Intellectual and Developmental Disabilities, 46*(4), 311–318. http://dx.doi.org/10.1352/1934-9556(2008)46%5B311:TIDCAI%5D2.0.CO;2

Wells, J. C., & Sheehen, P. H. (2012). Person-centered planning: Strategies to encourage participation and facilitate communication. *Teaching Exceptional Children, 44*(3), 32–39. http://dx.doi.org/10.1177/004005991204400304

Wechsler, D. (2008). *Wechsler Adult Intelligence Scale—Fourth edition (WAIS-IV).* Pearson Assessments.

Wechsler, D. (2014). *Wechsler Intelligence Scale for Children—Fifth edition; WISC-V).* Pearson Assessments.

Williams, M. E., Wheeler, B. Y., Linder, L., & Jacobs, R. A. (2017). Evolving definitions of autism and impact on eligibility for developmental disabilities services: California case example. *Intellectual and Developmental Disabilities, 55*(3), 192–209. http://dx.doi.org/10.1352/1934-9556-55.3.192

World Health Organization. (2001). *International classification of functioning, disability, and health (ICF).* Author.

World Health Organization. (2018). *ICD-11 beta draft.* https://icd.who.int/dev11/l-m/en

Zelazo, P. D., Carlson, S. M., & Kesek, A. (2008). Development of executive functions in childhood. In C. A. Nelson & M. Luciana (Eds.), *Handbook of developmental cognitive neuroscience* (2nd ed., pp. 95–123). Guilford Press.

Zuna, N., Summers J. A., Turnbull, A. P., Hu, X., & Xu, S. (2010). Theorizing about family quality of life. In R. Kober (Ed.), *Enhancing the quality of life of people with intellectual disability: From theory to practice* (pp. 241–278). Springer.